摘掉小眼镜

儿童青少年近视防控手册

冷 非 董海莲 | 主 编

祁海燕 温 馨 李丽婷 张学敏 | 副主编

中国人口

China Population F

全国百佳b

图书在版编目（CIP）数据

摘掉小眼镜：儿童青少年近视防控手册 / 冷非，董海莲主编 . — 北京 : 中国人口出版社，2024.7

ISBN 978-7-5101-8950-0

Ⅰ.① 摘… Ⅱ.① 冷… ② 董… Ⅲ.① 青少年—视力保护 — 手册 Ⅳ.① R77-62

中国版本图书馆 CIP 数据核字（2022）第 245501 号

摘掉小眼镜
——儿童青少年近视防控手册

ZHAIDIAO XIAO YANJING
——ERTONG QING-SHAONIAN JINSHI FANGKONG SHOUCE

冷 非 董海莲 主编

责 任 编 辑	张宏君
责 任 印 制	林 鑫 任伟英
出 版 发 行	中国人口出版社
印 刷	北京朝阳印刷厂有限责任公司
开 本	889 毫米 ×1194 毫米 1/32
印 张	5.25
字 数	91 千字
版 次	2024 年 7 月第 1 版
印 次	2024 年 7 月第 1 次印刷
书 号	ISBN 978-7-5101-8950-0
定 价	29.80 元

电 子 信 箱	rkcbs@126.com
总编室电话	（010）83519392
发行部电话	（010）83510481
传 真	（010）83538190
地 址	北京市西城区广安门南街 80 号中加大厦
邮 政 编 码	100054

　　眼睛是人类感官中最重要的器官，能辨别不同的颜色和光线，再将这些视觉形象信息转变成神经信号，传送给大脑。一旦眼睛出现问题，必然会影响视力。

　　近视就是最常见的视力问题，它会导致眼睛视物模糊、干涩、疲劳，注意力不集中、头晕等，影响正常的学习和生活，还会对升学和择业造成一定限制。近视严重时甚至会导致失明。

　　近年来，我国儿童青少年近视呈现高发、低龄化趋势，越来越多的孩子戴上了"小眼镜"。

　　近视是不可逆转的，但可以通过科学方法进行预防和控制。研究表明，每天 2 小时、每周 10 小时以上的户外活动，可以让青少年的近视发生率降低 10% 以上。这主要是因为太阳光的光照强度比室内光照强度高数百倍，高强度光照可使瞳孔缩小、景深加深、模糊减少，从而抑制近视的发生。

　　除了近视外，远视、弱视对人的视力和外表的影响也不容小觑，而这些视力问题在儿童青少年中也普遍存在，但由于有些家长缺乏相关知识，以致让孩子错过了治疗的黄金时间。

正常人的双眼视觉发育从出生后3个月即开始，一直可持续到12岁左右，其中1~3岁尤为关键。在此期间，如果小孩出现了影响或破坏双眼视觉的眼疾，同时又未能及时治疗，过了视觉发育期，则双眼正常的视觉功能就不可能再恢复。

家庭对于孩子的成长至关重要，家长应该确立孩子健康第一的理念；应该了解科学用眼的知识，带动、帮助孩子养成良好的用眼习惯，及时预防和控制视力问题的发生和发展。

本书采用图文并茂的形式，简单生动地向读者科普了近视防控的常识，让读者能科学掌握实用的爱眼、护眼、防控视力问题的知识和方法。

让我们一起行动起来，给孩子们一个"光明"的未来！

目 录
CONTENTS

第一章

视力的正常与异常

人类眼睛的构造是什么样的? ……………………………2

人眼是如何形成视觉的? …………………………………4

视力正常的标准是什么? …………………………………7

儿童视力几岁发育成熟? …………………………………9

常见的视力异常有哪些? …………………………………11

第二章

近 视

什么是近视? ………………………………………………14

近视有哪些类型? …………………………………………15

近视的影响因素有哪些? …………………………………17

近视有哪些症状? …………………………………………20

近视与饮食营养有关系吗? ………………………………22

吃什么有助于防治近视? …………………………………25

光线强弱对近视的形成有什么影响? ……………………27

目 录 CONTENTS

怎么教孩子保护眼睛？ ………………………… 29

孩子爱看电视该怎么保护视力？ …………… 31

哪些眼外伤要警惕引发近视？ ………………… 36

为什么学生更易患近视？ ……………………… 38

检查视力的视力表有哪些种类？ …………… 40

诊断近视的检查方法有哪些？ ………………… 42

什么是散瞳验光？ ………………………………… 45

为什么要做散瞳验光？ ………………………… 47

哪些人可以做散瞳验光？哪些人不能做？ … 48

散瞳后的注意事项有哪些？ …………………… 50

近视有什么先兆吗？ ……………………………… 51

怎样早期发现孩子的近视？ …………………… 52

为什么近视眯着眼看更清楚？ ………………… 55

高度近视有哪些并发症？怎么预防？ ……… 57

有高度近视的人如何预防并发症？ ………… 60

为什么近视要尽早佩戴眼镜？ ………………… 61

近视多少度就要开始佩戴眼镜？ …………… 63

如何看懂验光单？ ………………………………… 64

戴眼镜能治愈近视吗？ ………………………… 67

眼镜架怎么选？ …………………………………… 68

眼镜片怎么选? 71

双眼度数不同怎么配镜? 74

近视了必须一直戴着眼镜吗? 75

佩戴眼镜有哪些注意事项? 77

什么是 OK 镜? 79

手术可以治愈近视吗? 83

手术治疗近视安全吗? 85

治疗近视的手术方法有哪些? 87

近视手术的适应证和禁忌证是什么? 90

中医是如何认识近视的? 91

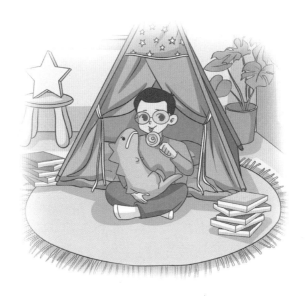

目 录 CONTENTS

第三章

散 光

哪些因素可导致散光？ 96

儿童散光的表现有哪些？ 98

儿童散光如何治疗和预防？ 100

第四章

远 视

什么是远视？为什么会得远视？ 104

远视有哪些症状？ 106

小儿远视的表现是什么？ 110

小儿远视有什么危害？ 112

小儿远视随着年龄增大能自愈吗？ 113

小儿远视最佳治疗年龄是多大？ 115

远视要做哪些检查？ 117

儿童戴远视眼镜要注意什么？ 118

孩子远视了吃什么好？ 121

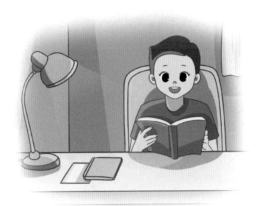

第五章
弱 视

什么是弱视？ 124

弱视怎么分级？ 125

哪些原因会导致儿童弱视？ 126

弱视的形成与哪些眼病有关？ 127

弱视有哪些类型？ 128

弱视的症状是什么？ 131

有哪些症状预示孩子可能弱视了？ 134

诊断弱视要做哪些检查？ 135

弱视与近视有什么不一样？ 136

目 录 CONTENTS

治疗弱视的最佳年龄是几岁? ……………… 138

弱视的治疗方法有哪些? ……………… 139

弱视怎么正确进行遮盖治疗? ……………… 141

遮盖疗法有几种方式? ……………… 143

什么是遮盖性弱视,应该怎么预防? ……………… 145

视力恢复后就能停止遮盖了吗? ……………… 146

压抑疗法有几种方式? ……………… 148

为什么有斜视的弱视不建议先做手术? ……………… 149

为什么弱视容易复发? ……………… 151

儿童弱视如何预防? ……………… 153

弱视儿童饮食上应该注意什么? ……………… 155

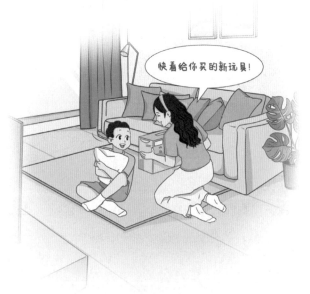

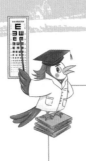

第一章 •••

视 力
的正常与异常

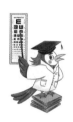

人类眼睛的构造
是什么样的？

眼睛是人类感官中最重要的器官，可以辨别不同的颜色、不同的光线，再将这些视觉形象信息转变成神经信号，传送给大脑。

人的眼睛位于眼眶内，由眼球和眼附属器构成。眼球的形状近似球形，正常成年人眼球前后最大长度平均为 24 毫米，上下最大长度平均为 23 毫米，眼球前端突出于眼眶 12~14 毫米。

眼球包括眼球壁、眼内腔、内容物、神经、血管等组织。

眼球壁主要分为外、中、内三层。外层由角膜、巩膜组成，起维持眼球形状和保护眼内组织的作用，前 1/6 为透明的角膜，其余 5/6 为白色的巩膜，也就是我们通常说的"眼白"。中层包括虹膜、睫状体和脉络膜三部分，具有丰富的色素和血管。虹膜呈环圆

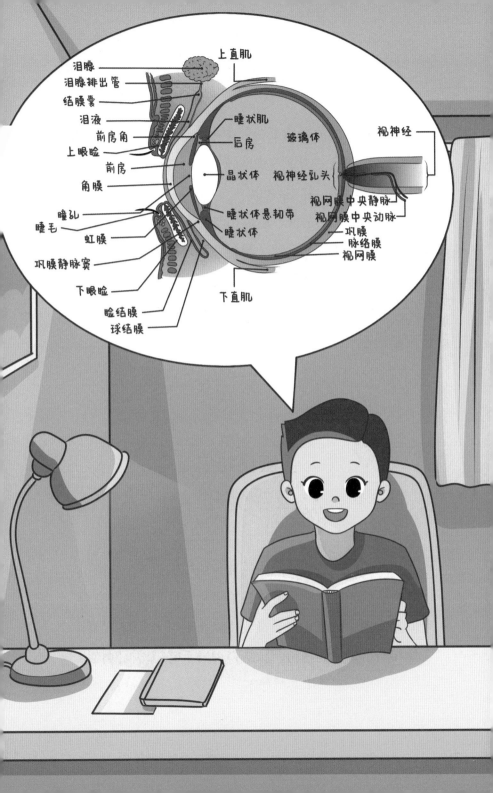

形，在葡萄膜的最前部分，中央有一个 2.5~4 毫米的圆孔，称瞳孔。内层为视网膜，是一层透明的膜，其中央为一小凹，称中心凹。

眼内腔包括前房、后房和玻璃体腔。

眼内容物包括房水、晶状体和玻璃体，三者均透明，与角膜一起共称为屈光介质。

眼副器包括睫毛、眼睑、结膜、泪器、眼球外肌和眶脂体与眶筋膜等。

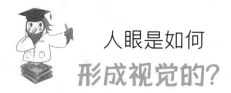

人眼是如何
形成视觉的？

人眼的构造和成像的原理与照相机相似。照相机有镜头、光圈、调焦装置、暗箱和底片，眼球也有类似的构造：角膜相当于镜头，瞳孔相当于光圈，晶状体相当于调焦的透镜，脉络膜相当于暗箱，视网膜相当于底片。其具体功能如下。

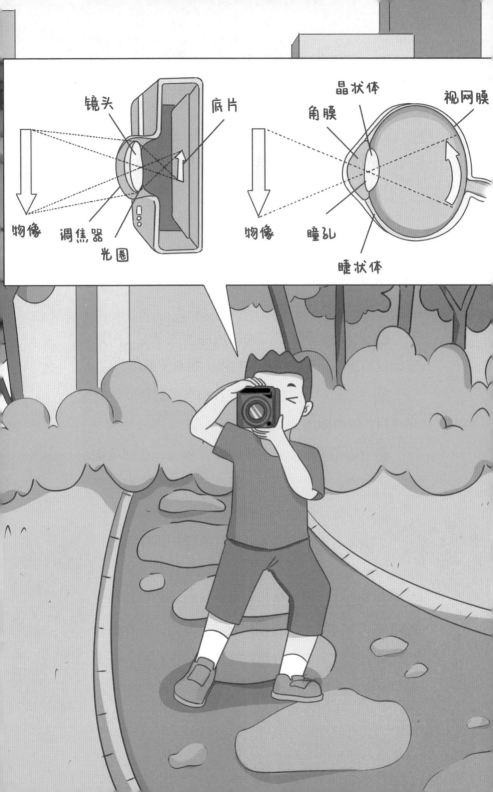

❶ 角膜相当于照相机的镜头，位于眼球的最前面，是清澈透明的，眼睑的眨眼动作会将泪液均匀地分布在角膜表面，润湿角膜使得光线能直接进入眼内，不受阻挡。

❷ 瞳孔会随光线的强弱而自动缩小或放大，相当于照相机的光圈，可以调节光线进入眼内的亮度，防止眼睛因强光照射而受伤。

❸ 晶状体靠睫状肌的缩放而改变厚度，可以调节远近的焦距，让我们视物清晰，相当于调焦的透镜。

❹ 眼球壁中的脉络膜含有相当多的色素，有遮光作用，使得眼内腔变得像暗箱一样。

❺ 视网膜含有非常多的感光细胞，有锥状细胞和杆状细胞，分别掌管色觉及明暗视觉，视网膜接受光刺激而成像，相当于照相机的底片。

眼睛看清外界的物体必须具备两方面条件：首先，眼的屈光系统（角膜、房水、晶状体和玻璃体等）是完全透明的，这样可使由外界进入眼内的光从角膜到视网膜这个过程中不受任何阻挡。其次，外界物体在视网膜上形成的像恰好落在视网膜的中心凹，否则看到的图像就会模糊不清。

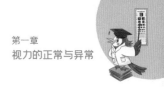

视力正常的
标准是什么？

很多人都以为只要视力能达到 1.0 以上就算是正常了。实际上，1.0 的视力只能说明人的部分视力正常。严格地说，视力正常的标准还包括以下内容。

中心视力

即人们通常查看视力表所确定的视力，包括远视力（在 5 米以外看视力表）和近视力（在 30 厘米处看视力表）。远视患者的表现是远视力比近视力好；近视患者则相反。散光患者的远视力和近视力均不好。当远近视力都达到 0.9 以上时，才能说明其中心视力正常。

周围视力

当眼睛注视某一目标时，非注视区所能见得到的范围是大还是小，这就叫周围视力，也即人们常说的

"眼余光"。一般来说，正常人的周围视力范围相当大，两侧达 90 度，上方为 60 度，下方为 75 度。近视、夜盲症患者的周围视力比较差，一些眼底病也可致周围视力丧失。

立体视力

立体视力是一类最高级的视力，即在两眼中心视力正常的基础上，通过大脑两半球的调和，使自己感觉到空间各物体之间的距离关系。有些人的中心视力正常，但立体视力却异常，这在医学上称为立体盲。

虽然我们通常只是检查中心视力，但在医学上，只有当中心视力、周围视力和立体视力都符合生理要求时，才能算作视力正常。

儿童视力
几岁发育成熟？

　　婴儿并不是一出生就具备和成人一样的视力，他们的视力在出生后不停地发展和变化，并逐渐走向成熟。研究显示，儿童视力直到 8 岁时才基本发育完全。人类的视力发育是一个渐进的过程，可分为以下阶段。

　　怀孕期： 在孕期第 4 周，胎儿的视觉就已经形成。在第 4~5 个月，眼神经、血管、晶状体和视网膜开始发育。到第 6 个月末，胎儿眼睛已有很大的发展。

　　新生儿： 正常新生儿两个眼球虽然成形，但是视力并未发育完全。一般估计，从刚出生到一周后的视力为 0.01~0.02，1 个月大的婴儿视力为 0.05~0.1。

　　3 个月： 这时候多数婴儿的视觉可平稳地"跟随"运动的物体，也能将视线固定在某物体上。色彩和运动的物体都能吸引婴儿，而这些都可以促进视觉发展。

　　3~6 个月： 视网膜已有很好的发育。婴儿能由近看远，再由远看近，物体的细微部位也能看清楚。对距离的判断也开始发展，4 个月时，婴儿开始建立立体视觉。

6 个月：眼睛有成人的 2/3 大，看物体是双眼同时看，以获得正常的"双眼视觉"。与此同时，对距离与深度的判断力也继续发展。

1 岁：幼儿的视力进一步发展。眼、手、身体的协调更自然。此时视力为 0.1~0.3。

2~4 岁：喜欢看图片、画画，带有图片的故事能吸引儿童的专注，3 岁正常视力为 0.6~0.8，4 岁正常视力为 0.8~1.0。3 岁时，立体视觉已接近成熟。

5~7 岁：正常视力应为 1.0。若无法达到正常视力，则须查出原因。

8~9 岁：视力发育完成。

不同年龄儿童的视力水平

年龄	视力	年龄	视力
1 个月	0.05~0.1	2 岁	0.3~0.4
6 个月	0.1	3 岁	0.6~0.8
1 岁	0.1~0.3	4~5 岁	1.0

常见的视力异常
有哪些？

近视

近视也称短视，其主要表现是看近物清楚，看远物模糊，专业定义为"远处物体经眼球折光后聚焦于视网膜前，而不是在视网膜上形成清晰的物像"。近视是我国儿童最常见的眼疾，伴随着高度近视所衍生的许多眼疾，正威胁着许多儿童的眼睛健康。

远视

远视是以视远物较视近物清楚为主要表现的眼病。近处物体经眼球折光后聚焦于视网膜后，而在视网膜上形成模糊的物像。婴幼儿很少发生近视眼，90%以上的学龄前儿童是远视，其中绝大多数是生理性的，是眼正常发育的表现。有20%~25%的远视是病理性的，它是导致儿童视力异常及眼发育不良的主要原因。

散光

散光是一种屈光不正常的表现，与角膜的弧度有关。平行光线进入眼内时，眼球表面各子午线上的屈光力不同，导致入射光线无法在视网膜上形成一个清晰的点，而是形成一个弥散圆，也就不能形成清晰的物像，这种情况称为散光。

弱视

弱视是一种严重影响视觉功能的疾病，指那些眼球无明显器质性病变，而远近视力均低于同年龄段儿童正常视力水平，且不能通过配镜矫正者。据统计，弱视患者已超过 1500 万人，成为大家需迫切关注的社会问题。

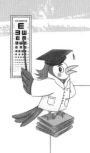

第二章 •••

近视

②

什么是**近视**？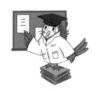

想搞清楚什么是近视，我们首先要了解一下什么是正视。正视是指当眼处于静止（无调节）的状态下，5 米远的平行光线通过眼的屈光系统，聚焦于视网膜上。当眼的屈光系统或眼轴（眼球的长度）由于某种原因发生变化，使得平行光线在进入眼球后形成的焦点不能落在视网膜上，而在视网膜的前面或后面时，则称为非正视，也叫屈光不正。屈光不正包括近视、远视和散光。

近视是屈光不正的一种，是指平行光线进入眼内后，在视网膜之前形成焦点，因而外界物体在视网膜上不能形成清晰的影像。患者觉得远处的东西看不清楚，对近处的目标看得清楚一些。

近视有哪些类型？

① 根据眼球的变化分为屈光性近视和轴性近视。

屈光性近视：主要由于角膜或晶状体曲率过大或各屈光成分之间组合异常，屈光力超出正常范围，而眼轴长度基本在正常范围。

轴性近视：由于眼轴延长，眼轴长度超出正常范围，角膜和晶状体等眼部其他屈光成分基本在正常范围。

② 根据是否有眼底病变分为单纯性近视和病理性近视。

单纯性近视：大部分患者的眼底无病理变化，进展缓慢，用适当的镜片即可将视力矫正至正常，其他视功能指标多属正常。

病理性近视：视功能明显受损，远视力矫正多不理想，近视力也可异常，可发生程度不等的眼底病变，如近视弧形斑、豹纹状眼底、黄斑部出血或形成新生血管膜，在年龄较轻时出现玻璃体液化、混浊和玻璃体后脱离等。

❸ 根据近视度数分为低度近视、中度近视和高度近视。

低度近视：−0.50D~3.00D（近视 300 度以下，D 表示屈光度）

中度近视：−3.25D~6.00D（近视 325 度~600 度）

高度近视：> 6.00D（近视 600 度以上）

❹ 根据是否由动态屈光（调节作用）所引起的近视分为真性近视和假性近视。

真性近视：又称轴性近视，是由于先天或后天因素，使眼球前后径（眼轴）变长，超出正常值，致使平行光线射入眼球后，焦点落在视网膜前而不能成像清晰，多为中、高度近视，很难自我调整恢复。

假性近视：是由于用眼过度，致使睫状肌持续收缩痉挛，晶状体厚度增加，视物模糊不清。可通过药物、针灸、埋耳针及理疗仪器，缓解眼睛疲劳，使视力恢复到正常状态。若不及时缓解，终会导致真性近视。

近视的影响因素
有哪些？

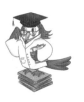

环境因素

近距离工作：近距离工作被公认为是影响近视发生发展的危险因素，与近视的发展呈正相关。除工作量外，近距离工作持续时间（＞45分钟）、阅读距离近（＜33厘米）等也是近视的重要危险因素。

户外活动：户外活动时间与近视的发病率和进展量呈负相关，是近视的一种保护因素。因此，提倡在学龄前如幼儿园时期就开始增加户外活动时间，有条件的地方鼓励儿童每天增加户外活动时间1小时。

读写习惯：不良读写习惯是近视的危险因素。写字时歪头、握笔时指尖距笔尖近（＜2厘米）的青少年近视患病率较高。

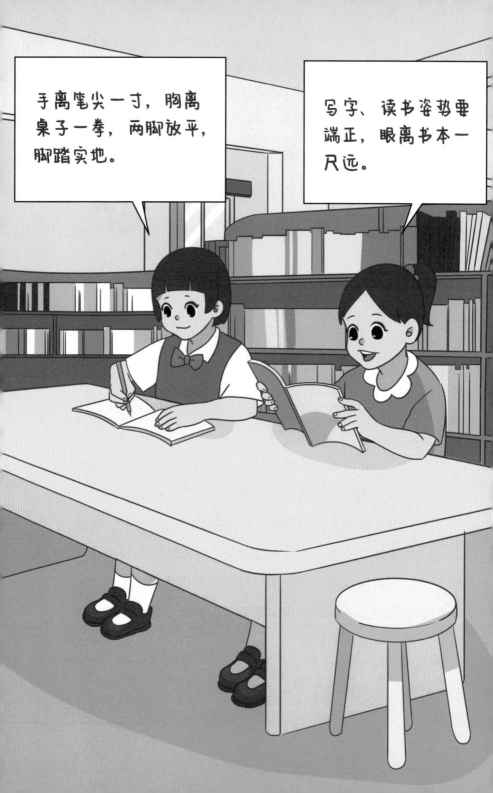

采光照明：读书、写字或工作应在采光良好、照明充足的环境中进行，并结合工作类别和阅读字体大小进行调整，以避免视疲劳。

眼保健操：临床研究表明，做眼保健操相比不做眼保健操可以减轻视疲劳，有助于控制近视。

其他：影响近视发生发展的其他环境因素还包括饮食营养、睡眠时间、电子产品的使用等。

遗传因素

对于单纯的低中度近视，基因与环境共同作用导致近视的进展。父母近视的青少年发生近视的风险明显增大，而且父母近视的度数越高，孩子近视度数也越高。

对于高度近视，尤其是病理性近视者，遗传因素的作用更为明显，属于常染色体隐性遗传。

近视有哪些症状？

远距离视物模糊

近视最突出的症状是远视力降低，看远处的事物模糊不清，但近视力可正常。初期常有远距离视力波动，注视远处物体时眯眼。近视的度数越高，远视力越差，但没有严格的比例。一般来说，300度以上的近视，远视力低于0.1；200度者在0.2~0.3；100度者可达0.5，有时可能好些。

视力疲劳

视力疲劳在低度近视者中常见，但不如远视者明显。高度近视由于注视目标距眼过近，多采用单眼注视，反而不会引起视力疲劳。

眼球凸出

高度近视多属于轴性近视，眼球前后轴伸长，常表现为眼球较凸出，前房较深，瞳孔大而反射较迟钝。

斜视

由于近视者在视近物时不需要调节，所以集合功能相对减弱，待到肌力平衡不能维持时，双眼视觉功能就被破坏，只靠一只眼视物，另一只眼偏向外侧，成为暂时性交替性斜视。若偏斜眼的视功能极差，且发生偏斜较早，可使偏斜眼丧失固视能力，成为单眼外斜视。

此外，近视度数较高者，除远视力差外，常伴有夜间视力差、飞蚊症、眼前闪光感等症状，并可发生程度不等的眼底改变。

近视与饮食营养
有关系吗？

近视的形成不仅与环境和遗传因素有关，而且近几年的研究表明，近视的形成与饮食营养也有密切的关系。眼组织含有多种微量元素，主要包括锌、铁、钙、磷、硒等。

科学家们认为，儿童、青少年饮食习惯不良，体内一些营养要素缺乏可诱发近视。这些营养要素包括蛋白质、维生素A、维生素D、锌、钙、铬、铁、磷等。蛋白质是构成人体组织细胞的主要成分，如果体内不足，可使巩膜组织脆弱扩张而使眼轴拉长。维生素A能维持视网膜的正常生理功能，缺乏时会影响视力，使视力下降。维生素D缺乏可影响机体对钙与铬的吸收。

锌是人体必需的微量元素之一，眼内很多代谢酶都与锌有关，缺锌会导致房水产生减少，引起视网膜病变、视神经萎缩。有研究表明，近视患者的血

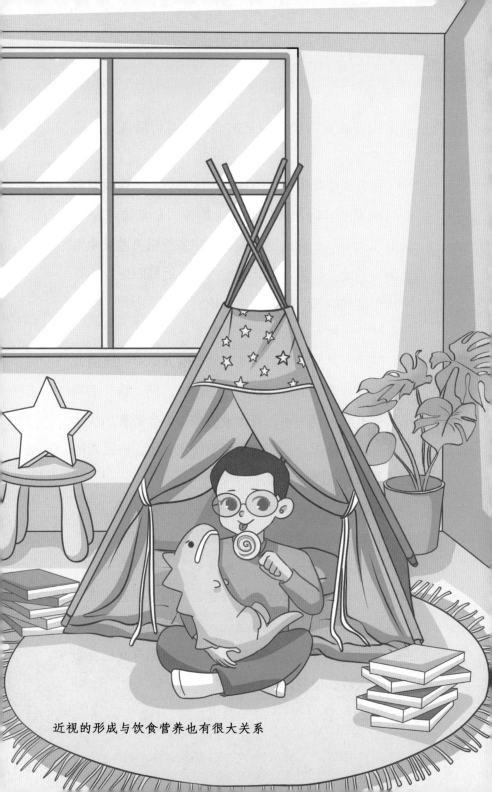

近视的形成与饮食营养也有很大关系

清中的锌含量明显低于正常值，补锌可提高近视患者的视力。

钙为眼球巩膜组织的重要组成部分，如果缺乏会影响巩膜的牢固和弹性而发生扩张。专家曾对5830余例屈光不正儿童进行有关头发中多种相关微量元素含量的测定，结果发现其中绝大多数近视眼患者均有不同程度的缺钙、缺锌，尤以缺钙为主。因此，缺钙可以被看作诱发近视的重要因素之一。

医学家还发现钙和铬能直接影响人体对眼压的调节，眼压异常是形成近视的一个因素。钙、磷、硒与晶状体有着密切关系，其含量的多少，会影响晶状体自身弹性的凸起，从而减弱调节作用。钙、磷元素的缺乏会降低巩膜的坚韧性。

此外，过多吃糖也会诱发近视，这有三方面原因。第一，因为摄入过量的糖会使眼内一些组织的弹性下降，眼轴容易伸长。第二，糖吃多了，血糖会升高，会引起房水、晶状体渗透压改变，当房水渗透压低于晶状体渗透压时，房水就会进入晶状体内使晶状体变凸，屈光度增加而发生近视。第三，血糖升高后会影响钙的吸收，使身体内的钙缺乏。

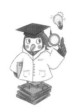 吃什么有助于
防治近视？

? 高蛋白质食物

鱼、肉、奶、蛋等，含有丰富的蛋白质。蛋白质是组成巩膜组织的重要物质之一，补充蛋白质可以使巩膜更加坚韧，不易变长，眼球轴也就不会逐渐变长。

? 含钙、磷的食物

钙和磷是构成巩膜的主要成分，对增强巩膜的坚韧性起主要作用。食物中如牛骨、猪骨等动物骨所含的钙质丰富，其他如乳类、豆类、蛤蜊、螃蟹、虾、鸡蛋、荠菜、油菜、花生米、大枣等的钙含量亦较高；而乳、蛋、鱼、肉、蔬菜、粗粮、紫菜、豆类、核桃仁、南瓜子等食物的磷质含量比较多。

含锌、铬的食物

锌与铬是人体必需的微量元素，特别是锌对眼内组织具有较多作用，近视眼患者普遍缺微量元素锌和铬，因此对他们补充含锌与铬的食物，很有必要。黄豆、燕麦粉、杏仁、紫菜、海带、羊肉、牛排、黄鱼、海蜒、牡蛎、奶粉、可可粉、茶叶等含锌量较多；酵母、牛肉、谷类、肉类、肝类与干酪等含铬量较多。

含维生素的食物

近视眼多应用维生素 A、维生素 B_1、维生素 B_2、维生素 C、维生素 D 及维生素 E 治疗，这是因为这类维生素能改善眼内视网膜、视神经等组织的营养与代谢，对增强巩膜坚韧性与睫状肌的肌力也有一定作用，其中维生素 D 还能促进钙和磷的吸收。维生素不能在体内合成，必须依靠食物供应，动物肝脏、乳类、蛋类、鱼肝油等维生素的含量较高，新鲜水果含有大量维生素 C，豆类、花生等也有一定含量。

益肝肾的食物

中医认为，发生近视的原因主要是由于肝肾不足，气血亏损，所以食疗可选用具有补益肝肾作用的食物。如肉类、蛋类、肝、肾、鲫鱼、黄鱼、墨鱼、海参、虾类、甲鱼以及桂圆、荔枝、葡萄、核桃仁、桑葚、大枣等，都具有补肝益肾的作用。

光线强弱对近视的形成有什么影响？

在阅读写字时，需要合适的光线才能看得清楚。学生学习的主要场所是教室和家里，而部分学习场所存在采光不足或照明不良的情况。

教室的朝向不好（如面朝东或朝西）、开窗过小、窗外有高大建筑物或树木遮挡，家里写字台的方向不朝阳或摆放位置不好，可造成采光不足。人工照明不良，难以达到阅读与写字时所需要的光照度，或因电灯的距离太远，或在光线暗淡的环境下看书、写字，为了看清物体，就会缩短眼与书本的距离，增加眼的调节，从而引起视疲劳，最后形成近视。另外，周围环境太暗，与作业面的亮度对比太大，也易引起视疲劳。

在暗光下看书不好，那么在强光下看书为什么对眼睛也有害呢？这是因为，如果眼睛周围的光线太强，比如在阳光下看书或看手机时手机屏幕过亮，由于强光刺激视网膜的感官细胞，再通过视神经的传导，引起巩膜内的环状平滑肌处于长久的、疲劳的收缩状态，使瞳孔缩小，限制进入眼球的光线数量。

尤其是儿童和青少年，正处于生长发育阶段，眼睛与身体其他器官一样，尚未完全发育成熟，容易受外界因素过度刺激而发生变化。眼睛受到长期的强光刺激，可造成眼球功能上的改变，于是出现眼睛的调节功能失常，从而成为近视眼。

因此，科学的用眼方法是照明的光线不要太弱，也不要太强，尤其不要长时间在这些环境下进行近距离工作，最好是比较柔和的暖色光。

怎么教孩子
保护眼睛？

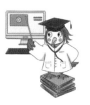

别让孩子过早接触电子产品

过早地使用电子产品，对眼睛的伤害是毋庸置疑的，尤其是对于视力还没有发育成熟的孩子。因此，父母要特别注意别让孩子过早接触电子产品，稍大的孩子则应注意控制他们看电脑、电视、手机的时间，引导他们多做一些户外运动。

形成正确的用眼习惯

孩子看书、看电视要注意劳逸结合，鼓励孩子适当休息眼睛，同时教育孩子在乘车、走路、睡觉前不要看书，在强光和弱光下减少使用眼睛。看书、看电视一段时间后，向窗外看一看，或者在家中放一张远眺图，经常看一看能够起到放松眼睛、缓解视觉疲劳的作用。

注意眼睛卫生

教孩子从小就要注意个人卫生，尤其是眼睛的卫生，例如早上起床及时洗脸、清理眼屎，不用手揉眼睛，等等，以免细菌入侵眼睛造成感染。

避免眼部外伤

家长在日常生活中应该细心谨慎，并教导孩子保护眼睛的安全意识。要把尖锐的生活用品放在孩子接触不到的地方，经常检查孩子的玩具是否有尖锐的角，避免孩子嬉戏打闹时碰伤眼睛。

避免刺激性化学物质

若家中需要存放带有刺激性的药物或是其他一些生活中需要用到的酒精、硫酸等化学物质，一定要存放在孩子接触不到的地方，除了避免孩子误食，也要防止孩子拿来玩耍，弄到眼睛里，小则引起感染，大则导致更加严重的后果。

孩子爱看电视
该怎么保护视力？

电视节目虽然精彩，但长时间看电视会使人的视力减退，特别是对发育中的小孩，影响更大。有资料表明，如果连续看电视 4 小时，能使视力减退 30%。可是，电视作为一个重要的媒体传播形式，对于孩子来说确实是一个很好的学习方式，让孩子彻底不看电视也是不可能的。那么，作为家长，我们该如何引导孩子在看电视的时候保护好自己的视力呢？

眼睛不要离电视屏幕太近

看电视时一般要注意眼睛不要离电视屏幕太近，一般距离以电视屏幕对角线的 5 倍为宜，如 12 英寸（1英寸 =2.54 厘米）电视机观看距离应为 1.5 米，19 英寸电视机距离应为 2.3 米以上。

看电视的距离是否合适，还有个简单的判断方法：伸出一只手，手掌横放，闭上一只眼睛，若手掌正好把电视屏幕遮住，此距离较为合适。另外，如果观看电视距离太近，眼睛易疲劳，但也不宜太远，否则会看不清。

不同尺寸电视机的最佳观看距离

电视机尺寸（英寸）	21	25	32	36	42	45	50	55	60
观看距离（米）	2.6	3.1	4.0	4.5	5.2	5.5	6.2	6.8	7.5

不要长时间在同一位置看电视

小孩子看电视长期坐在同一位置，特别是斜对电视的位置，孩子眼球总是往同一地方看，头也会习惯性地向一侧歪。时间久了，控制眼球运转的眼肌的发育和张力就会不一样，失去了调节平衡的作用，就会造成斜视。

电视图像清晰，明暗适度

电视机的图像应清晰，无跳动、无重影，明暗亮度适宜，不要太亮或太暗。夜晚看电视时为使眼睛适应电视的明暗对比，室内应有灯光，并且这个灯光不要直射在电视屏幕上，避免反光影响眼睛。

看电视的时间不要过长

儿童看电视的时间不宜过长，连续观看最好不要超过 1 小时。在观看 1 小时后，应让眼睛休息几分钟，如安排孩子干一点儿其他的事情。儿童在看快速闪动、切换频繁、猛烈旋转的电视镜头后也应闭目调养。儿童看完电视以后，应到室外或窗前远眺片刻，以达到缓解眼睛紧张的目的，还可做眼保健操或按摩眼周围穴位。

家长还应注意在孩子刚做完作业后，不要让他们马上看电视，应该让他们休息一会儿再看电视。在看电视时应坐在合适的位置上，不能躺在床上或横卧在沙发上。

孩子不听话时巧妙引导

如果你一本正经地和孩子说看电视久了的危害，大多数时候他们是听不进去的。这时候，家长就应该用一些巧妙的方法进行引导。

奖励约定制：比如孩子今天表现很好，吃完了所有的饭，那就可以奖励他看电视半小时，但要约定好半小时后就要关闭电视，这样下次才可以继续看。这

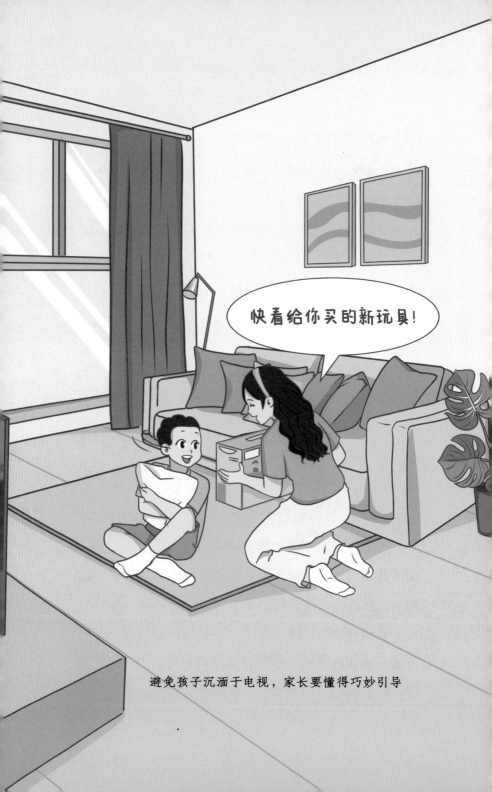

避免孩子沉湎于电视，家长要懂得巧妙引导

样不仅可以约束孩子看电视的行为，还能培养孩子守信用的良好品德，让孩子明白奖罚之间的关系。

转移注意力法：比如可以在孩子吵闹着要看电视的时候拿出他最喜欢的玩具，和他一起玩。用一个新的选项摆在他面前并鼓励他选择新选项。转移注意力通常要和奖励配合才能有效果，比如不看电视而一起玩玩具可以奖励一点儿冰激凌吃。

户外探索法：与其困在室内抓耳挠腮地和孩子斗智斗勇，不如带他出去玩耍，感受下户外运动的乐趣以及培养良好的亲子关系。

开拓眼界法：孩子爱看电视主要是因为电视里有各种精彩不一的新奇事物。家长不妨多带孩子去旅游，这样孩子从眼界上打开之后就不太会被那个小小的显示屏所吸引了。

哪些眼外伤要警惕引发近视？

眼外伤可分为机械性外伤和非机械性外伤。机械性外伤占所有眼外伤的大部分，引起这类外伤的致伤物有金属碎屑，劳动工具，生活中的刀、剪、针，以及学校中的体育器械，家庭或幼儿园中的玩具和战场中的炸药、飞石、铁块、弹片等。根据致伤情况的不同分为眼挫伤、裂伤及锐器造成的穿捅伤。非机械性外伤包括眼的化学烧伤、热烧伤、辐射性损伤、触电眼伤等。

眼外伤常可使视功能受到严重的损害甚至视力完全丧失，其中易引发近视的眼外伤主要是眼球组织的挫伤，如角膜挫伤、虹膜睫状体挫伤、晶状体挫伤。

角膜挫伤

由于外力作用于角膜，使角膜内陷，角膜内皮层及后弹力层发生破裂，使房水渗入角膜基质层，引起角膜基质层水肿混浊。由于角膜上的神经末梢受水肿组织的压迫和刺激，会有疼痛、流泪和怕光等症状，并伴有明显的视力下降。严重的外力，还可使角膜破裂，虹膜或眼球内容物脱出。由于角膜破裂引起角膜曲率的改变，导致屈光度改变而发生近视。

虹膜睫状体挫伤

眼球受外力伤害时，瞳孔括约肌受刺激引起痉挛性收缩，瞳孔缩小，受同一神经支配的睫状肌也会引起收缩，形成调节性痉挛而发生暂时性近视，持续一天左右即可消失。

晶状体挫伤

晶状体受外力作用后，可能有房水渗入晶状体内，晶状体在吸水后发生膨胀混浊。在外力作用下，晶状体悬韧带断裂引起晶状体厚度增加，使晶状体屈光度增大而形成永久性近视。另外，由于外力作用使晶状体产生水肿、混浊，眼的前房变浅，导致虹膜和晶状体向前，或晶状体向前房脱位，都可引起近视。

为什么学生
更易患近视？

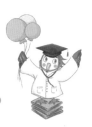

据调查资料表明，近视多发生于 7~17 岁的中小学生人群，其原因不外乎内因和外因两方面。

内因：眼睛发育尚不完善

中小学生正处于生长发育期，眼睛和身体的其他器官一样，结构和功能也处于逐渐发育的过程。年龄越小，晶状体弹性越强，调节力越大，其近点也就越近。中小学生能看清楚眼前 7~10 厘米处的小字，所以他们对近距离操作有高度的适应能力，在看书、写字时不由自主地使头靠近书本或书写物，渐渐地习以为常。但这样眼睛就需要发挥高强度的调节力，造成睫状肌痉挛，看完时，肌肉不能正常放松，从而形成调节性近视（或称假性近视）。同时眼外肌也处于紧张状态，巩膜在眼外肌的长期压迫下，眼球壁逐渐延伸，眼轴便逐渐拉长，形成真性近视。

外因：学生课业负担重

所谓外因是指过度使用视力和不正确的读写习惯。目前国内学生普遍存在"两长一短"及"两多一少"的现象。"两长一短"是指每日学习时间长、每次连续用眼时间长、睡眠时间短；"两多一少"是指作业多、考试多、体育活动少。繁重的学业负担，再加上很多学生不注意用眼卫生，使视觉负担过重，是学生近视发病率高的重要原因。

细数中小学生近视眼的十大原因

1. 写作业时的姿势不正确。
2. 在太强的光线下看书。
3. 在太弱的光线下看书。
4. 看电视距离太近。
5. 看电视的时间太长。
6. 所看电视的画面色彩太深。
7. 长时间看手机、iPad 等。
8. 不合理饮食。
9. 在行进的车厢里看书。
10. 遗传因素。

检查视力的视力表
有哪些种类？

视力表种类

国际标准视力表：国际标准视力表为广大医务工作者普遍使用。它是以 E 字为视标（视标指检查时眼睛要辨认的字母或图形），排列共 12 行。

兰氏环形视力表：兰氏环形视力表是采用 7.5 毫米正方形中有 1.5 毫米宽度的环，环上有 1.5 毫米宽的缺口，呈"C"字形。标准视力以小数记录为 1.0。如视力为 N，表示在 5 米处能看见兰氏环缺口。

对数视力表：对数远、近视力表是我国的眼科专家缪天荣在 1958 年提出设计的，又称 5 分制对数视力表。将视力分成 5 个等级，视标为 E 字或 C 字，共 14 行。对数远视力表是以 5 米距离测试，能辨第 11 行，为标准视力，记以 5.0。

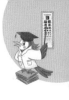

点状视力表：适用于 1~3 岁婴幼儿近视力定量检测。其特点是不受语言障碍限制，婴幼儿易于接受，是简便易行的婴幼儿检测工具之一。

视力表除上面介绍的几种外，还有耶格（Jager）表、转盘式自带光源近视力表等。

视力检查方法

以对数视力表为例，检查远视力时，检查距离为5 米，视力表放置高度应以 5.0 行视标与受检者的眼睛平行，照明度应当合适。检查视力一般是先右后左，两眼分别进行。检查一只眼睛时，遮盖另一只眼睛。被检查者眼睛必须睁大，不能眯眼、斜视或歪头。检查时由上而下指视标，如回答正确再指下一行视标。辨认速度平均每字 3~5 秒钟。记录回答准确的最后一行视标旁的视力数值。

如果在 5 米处不能看清 4.0 视标（第一行），则应向视力表逐渐走近，将最初能看清 4.0 视标的距离记下，按 $V=d/D$ 计算视力（D 为 4.0 视标正常眼睛应看到的距离，d 为被查者与视力表的距离）。

如果距视力表 1 米仍看不清 4.0 视标，可改用辨认眼前手指的方法来测定视力，由远而近按照最初能看到手指数的距离，记录视力。如靠近至 5 厘米仍不能看清手指数，则改为整手在眼前摆动，以 30 厘米到 5 厘米，记录能看清手摆动的距离。

如不能辨别手动，则可在暗室用光投射于眼睛上，检查有无光感和能否判断光投射方向。如光感丧失为全盲。

诊断近视的 检查方法有哪些？

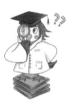

常规检查远近视力

使用视力表检查视力，凡远视力不良（不到 1.0）而近视力正常的，一般可初步诊断为近视。如远近视力皆不良，则可能为远视或其他眼病。检查时应注意照明度与距离，并按检查视力的要求测试，务求正确。

镜片检查法

对初步确定近视的患者应该做插片检查,以进一步明确诊断。此法应从 +0.50D 和 −0.50D 开始分别检查。插片只能作为了解近视程度参考,而不可作为配镜度数用。

具体检查方法为:

①令被检查者坐在距远视力表 5 米处。

②先检查右眼,后检查左眼。

③如果加戴凸透镜反使视力减退,则改用凹透镜。如果加戴凹透镜视力增进,即可初步诊断为近视;若加戴凸透镜,被检查者感到较不戴清楚而视力不增进或不变的,可初步定为远视或正视;凡视力不良,加戴以上凸透镜或凹透镜皆不增进视力,则可能是患有其他眼病。

云雾法检查

对于用上述方法检查后认为近视者,则需要用云雾法进一步排除是否属假性近视、功能性或调节性近视的范围。其方法是:被检查者戴 +2.00D~+3.00D 的凸透镜,使被检查者模糊看到远视力表(坐或站在

5 米处）0.1 视标。然后让被检查者看远视力表或远视目标（5 米以外）持续 1 小时后除去镜片，立即检查视力。如视力比原视力有所增进即表示有假性近视的存在；若其视力无变化或退步者，则可能为近视、散光或有其他眼病。

🔖 眼轴长度检查

眼科检查诊断为近视后，有时医生还会让患者做生物测量仪检查来了解眼轴长度，原因有三：第一，为了进一步证实是否为近视。眼球近似球形，正常成人眼球前后轴平均为 24 毫米，若检查发现眼轴 > 24 毫米，即可诊断为近视。第二，眼轴的长度与近视度数有一定的关系。一般近视度数与眼轴长度成正比的增长，近视每增长 300 度，眼轴长度可增加 1 毫米。第三，近视是否进展可以通过 A 型超声检测，2 年以后，再做 1 次 A 型超声检查对比结果，通过眼轴的变化，可了解近视的进展情况。

🔖 其他检查法

如检影诊断法，使用屈光计、验光仪等测屈光度，用角膜计测散光度等。

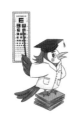

什么是**散瞳验光**？

现在很多孩子都近视，但是家长一听到去医院要做散瞳验光，就会一脸茫然。到底散瞳是什么？

散瞳验光是俗称，医学专业上叫睫状肌麻痹验光。是在验光前向眼睛内滴入一种药水，然后进行视网膜检影或电脑验光的检查方法。由于这种药水具有麻痹睫状肌的作用，滴入后使睫状肌放松，瞳孔处于散大的状态，所以俗称散瞳验光。

目前临床常用的散瞳药大体分为两大类：

❶ 长效类，以硫酸阿托品眼用凝胶为代表，用于儿童手术前及验光前，作用强、恢复慢、散瞳效果更好。

❷ 速效类，以复方托吡卡胺滴眼液较为常见，滴眼后5~15分钟即开始起效，15~80分钟达到散瞳效果，可持续1~2小时，5~7小时瞳孔恢复正常。

速效类散瞳药由于具有散瞳作用较快、恢复期较短的优点，故用于眼科常规检查散瞳。

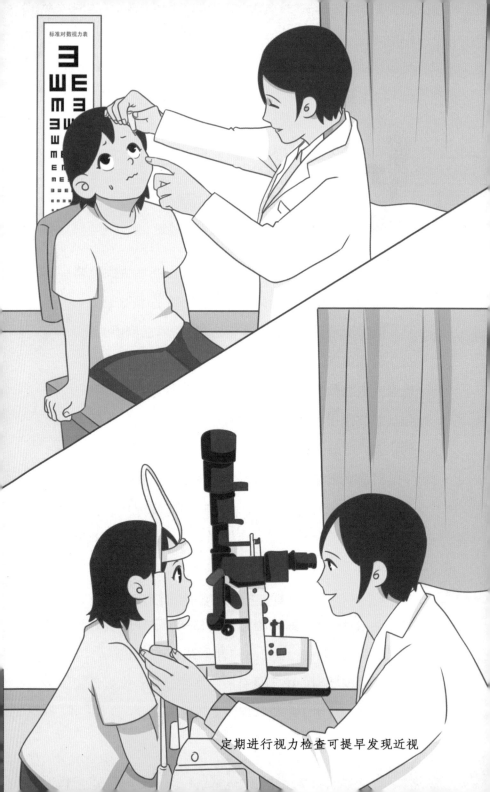

定期进行视力检查可提早发现近视

为什么要做
散瞳验光？

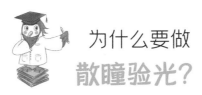

区分真性近视和假性近视

我们的眼睛在看近物或者看远物时，是需要通过睫状肌的调节来实现的，但长时间看近物就会引起睫状肌过度紧张，造成假性近视。假性近视一旦定型，眼轴变长就会演变成真性近视。散瞳验光是用药物使眼睛的睫状肌在完全麻痹的情况下进行的验光，把假性近视的可能性排除，客观地检测眼睛的屈光不正类型与程度。所以判断青少年是否近视，做散瞳验光是很有必要的。

更好、更准确地检查晶体和眼底

瞳孔小的时候，就像从一个门的钥匙孔看屋内的空间，只能看到极小的范围。如果孩子配合，还能检查到眼底小片区域；如果孩子不配合的话，眼底基本上就检查不到了。而眼内检查一定要全面，因为一些病变往往在周边部，充分地放大瞳孔，就能防止漏掉周边部的病变。

哪些人可以做散瞳验光？
哪些人不能做？

适合的情况

❶ 12 岁以下的小孩，由于调节作用很强，如果不散瞳，验光度数的误差会很大。

❷ 某些诊断性验光，眼底及屈光间质检查均正常，而视力较差，需要用验光的手段来排除有无屈光不正的问题时，需散瞳验光。

❸ 12 岁以上的儿童的屈光不正患者，原则上第一次都要散瞳验光，第二次换镜时，如屈光度数改变不大，散光也不明显时，可根据原镜的度数进行小瞳孔验光后加减。

④ 对比较复杂的屈光不正，如度数比较大的近视、远视、散光、混合散光等，需进行散瞳验光。

⑤ 对小瞳孔验光后视力矫正不好或有屈光间质混浊的患者（如玻璃体轻度混浊），应进行散瞳验光。

⑥ 高度远视眼，调节力也比较强，最好也进行散瞳验光。

⑦ 青少年视力减退或视力不稳定（测视力时一会儿清楚，一会儿不清楚），怀疑为假性近视时，应当进行散瞳验光，加以排除。

不适合的情况

❶ 怀疑为青光眼的患者，检查发现前房浅、眼压偏高或在正常值的高限。应当详细询问病史，明确后再进行验光。

❷ 青光眼患者忌用散瞳验光，否则会导致眼压升高。

❸ 40 岁以上的人由于睫状肌调节力减弱，一般不再进行散瞳验光。

④ 严重的晶状体、玻璃体混浊，角膜白斑，由于检影困难，散瞳验光也就没有意义了。

⑤ 严重的瞳孔后粘连或前粘连，应用散瞳药后瞳孔也不能正常散大，也没有必要进行散瞳验光。

散瞳后的注意事项
有哪些？

① 涂到眼外皮肤上的眼膏要擦拭干净。

② 散瞳期间患者会有畏光、视近物困难的感觉，均属正常现象。

③ 散瞳期间应避免强光刺激，尤其避免强烈的太阳光刺激，户外应戴遮阳帽或太阳镜。

④ 散瞳期间由于视近模糊，对小儿要注意看护以免碰伤。

⑤ 散瞳期间不要近距离用眼，如看书、看电视及使用电脑等。

6 极少数患儿散瞳后如出现明显的颜面潮红、口渴、发热、头痛、恶心、呕吐、便秘、幻视、痉挛、兴奋、眼睑水肿等症状，考虑为硫酸阿托品眼用凝胶的不良反应，应立即停药或咨询眼科医生。

7 散瞳停药后，大约三周瞳孔才能恢复正常，但因个体差异，瞳孔恢复时间也会有所不同，均属正常。

近视有什么
先兆吗？

在发生近视以前，一般可以发现有三方面的先兆。

眼疲劳症状：有些人用眼时间稍长就会眼胀、看字重影或串行，抬头再看眼前的东西，有若即若离、浮动不稳的感觉，有些也会出现短暂的视物模糊。这些都是睫状肌调节失灵的表现，是由视疲劳引起的。

知觉性症状：在出现视疲劳的同时，很多人还伴有眼睛灼热、干涩、胀痛等不适症状，重者疼痛向眼眶深部扩散，甚至引起偏头痛，也可引起枕部、颈部，甚至是肩背部的酸痛，这是眼部神经紧张引起的。

全身神经失调症状：可发现孩子变得行动迟缓、不活泼、不喜欢室外活动，对原来喜欢的东西也缺乏兴趣，上课注意力不集中，成绩下降，甚至还可出现夜间多汗、多梦、身体容易疲乏、食欲下降等症状。这些是因视疲劳所产生的中枢和自主神经失调的表现。

以上3种症状，医学上称为"近视前驱综合征"。

怎样早期发现孩子的近视？

定期检查视力

预防孩子近视最简便的方法就是定期检查远、近视力。怎样判断孩子视力是否正常呢？这要先了解一下孩子的视力发育情况。孩子刚出生时，多为远视，视觉发育也不健全，出生 1 个月时，仅能看到光亮与眼前 20 厘米左右的物体。随着年龄的增长和眼球的发育，视力逐渐增加，6 个月时约为 0.1，1 岁时约为 0.2，以后每增加 1 岁，视力大约增加 0.2，5~6 岁时视力一般应达正常（1.0 以上），大约 10 岁时眼球就基本发育成熟了。在这期间，如果眼球发育正常，一般不会发生近视，但如果眼球发育异常或受遗传因素的影响，近视的发生就比较早，并且度数比较高，因此要做到定期检查，及早发现孩子是否患有近视。

将视力表贴在教室或家中

家长可买来视力表贴在家里检查。检查前，应先耐心地教会孩子认识视标，可先把视力表上的视标一个个剪下来，分别贴在纸板上，教会孩子用手指指出视标缺口的方向，然后再把视标放在 5 米远的地方，让孩子说出方向。看视力表时，多给予孩子表扬与鼓励，以争取孩子的合作，这样检查出来的结果才准确。另外，学校也可以将视力表贴在教室里，这样一则方便学生自行检查，随时了解自己的视力情况；二则可督促学生自觉注意用眼卫生，采取各种预防措施。

家长近视，孩子要重点预防

对父母患有近视，或双方家属中有近视家族史的孩子更要提高警惕，注意改善引起近视的环境因素，定期检查视力，做好预防和治疗工作，把近视的危害减小到最低限度。

注意儿童近视早期症状

喜欢眯眼看东西：长期眯眼会导致眼部肌肉疲劳，近视度数加深得更快。

看东西过近：看东西时喜欢离得很近、看电视时不自觉地往跟前走，往往提示孩子视力变差。

经常揉眼睛：近视的孩子因为看东西模糊，眼睛易疲劳，往往会经常揉眼睛。

频繁眨眼：近视的孩子经常揉眼睛，进而造成慢性结膜炎及角膜损伤。眼部不舒服，孩子可能会习惯性地频繁眨眼。

经常歪头或斜眼看东西：排除斜视后，近视的孩子喜欢歪头或斜眼看东西，是因为这样可以减少散射光，消除一部分像差，从而看得清楚一些。

经常皱眉：皱眉可以造成眼睑及眼外肌的变化，改变眼球形态和角膜，从而能看得清楚些。

经常拉扯眼角：这样能减少光线的散射，并压平角膜，改变屈光力，让轻度近视视力暂时性地提高。但长期拉扯眼角，会造成散光。

为什么近视
眯着眼看更清楚？

很多近视的人会发现，眯着眼睛看东西会更清楚一些，这是为什么呢？这有两方面原因。

第一个原因是"聚焦效应"。我们把眼睛比作照相机，当眼睛眯起来的时候，就像照相机缩小光圈以后拍出来的照片就更加清晰，光线受到眼睑的阻挡，进入眼睛的光线就会减少，视网膜上形成的画面也就没那么凌乱了。

第二个原因是眯眼可以缩短眼球轴。我们知道近视是由于眼球的眼轴变长，使我们看到的画面落在视网膜前方，或落在视网膜上的不是一个点而是一片，所以看到的东西模糊不清。眯眼可引起眼球形状的变化，前后径变短，使得视物变得清晰。

需要注意的是，偶尔眯眼睛没关系，对视力的影响几乎可以忽略不计，但长时间习惯性眯着眼看东西就会带来以下危害：

引起眼疲劳：总是喜欢眯着眼睛看东西，虽然看得更清楚了，但其实也更费力了，长时间这么看，眼睛更容易疲劳。

加深近视度数：原本已经近视的眼睛，再加上习惯性眯着眼睛，会在不知不觉中让眼睛的近视度数变得越来越高，这就是为什么很多孩子明明已经配好了眼镜，度数却还是不断加深的原因。

引起或加重散光：有些散光是先天性的，而部分散光是后天形成的。长期眯眼睛，眼角膜的水平轴位会受到挤压，长此以往易形成或加重水平轴位的散光。

除了近视的人喜欢眯眼睛以外，还有两种情况也可能眯眼睛，那就是散光和弱视，尤其是小孩子，父母一定要多留心。

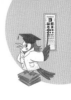

高度近视有哪些并发症？
怎么预防？

大部分近视眼到成年后不再发展，可以配镜矫正视力，少数人群的近视发生时年龄很小，近视度数会随着年龄增长而不断加深，有的甚至可达 1000 度以上的超高度近视。

很多人以为高度近视和低度、中度近视一样，都是让人看不清东西，只是度数上有差异。其实，高度近视远比这些严重，会带来多种并发症，比如玻璃体病变、视网膜脱落、青光眼、白内障等，甚至导致失明。

玻璃体病变

常有不同程度的玻璃体液化、变性、混浊及后脱离，最常见的表现为"飞蚊症"，也就是患者眼前出现像小蚊子似的飞行物、丝状物等情况，特别是看晴朗的天空或白色的墙壁时，更加明显。

视网膜脱落

高度近视常常伴有眼球轴不断变长，但是视网膜不能随着眼球增大而增大，就会脱落，甚至出现破裂、裂孔。视网膜脱落早期有以下三种表现。

飞蚊症：视网膜上有裂孔后，视网膜细胞通过裂孔游离到玻璃体中，于是就出现了飞蚊症。这种飞蚊症发展快，"蚊子"将越来越多。

闪光感：视网膜好比鸡蛋壳内的"蛋衣"，它与眼球壁的关系是相贴而不相连。当视网膜与眼球壁分离时，视网膜上的感光细胞受到了刺激，于是患者就有闪光感，犹如闪电一样。闪光感的出现意味着视网膜正在脱离或脱离正在扩大。

黑影：当视网膜脱离后，这一区域的视网膜就看不见东西了，而成为一个黑影区。黑影区的位置与视网膜脱离的位置是相反的。如脱离在上方，黑影在下方；脱离在下方，黑影在上方；脱离在左侧，黑影在右侧；脱离在右侧，黑影在左侧。黑影的出现说明在一定范围内视网膜已完全脱离了。

此外，高度近视还会引起视网膜出血、萎缩及退行性病变，视网膜病变的位置、范围不同，影响视功能的程度也不一样。

黄斑部病变

包括黄斑部出血、黄斑裂孔等，一旦发生将严重影响视力。

后巩膜葡萄肿

近视度数越高，后巩膜葡萄肿的发生率越高。是由于眼轴的前后直径不断延长，眼底巩膜壁局限性向后方膨出，还会反过来进一步加重近视程度。

青光眼

国内眼科学者经研究发现，高度近视眼发生开角型青光眼的概率比正常人高出 6~8 倍，约有 3% 会合并青光眼，且青光眼导致的视功能下降往往被高度近视眼的病变所掩盖，容易被忽略，造成不可逆的视神经损害。

白内障

有高度近视的人比正常人较早出现白内障。

有高度近视的人
如何预防并发症？

❶ 至少每半年到眼科做眼底检查，若发现有早期病变如视网膜脱落，要积极治疗，以防进一步恶化。

❷ 平时补充适量的维生素 A、维生素 C 和维生素 E。

❸ 避免眼球的外伤及剧烈爆发性运动。如果视力突然变得很差，或看东西扭曲变形，可能视网膜已经剥离，应立即到医院眼科诊治。

❹ 高度近视眼的视力低下，难以矫正，戴完全矫正的眼镜又往往不能耐受。所以，配镜时应低度矫正，争取视力有些提高而又能保持舒适为宜，无须一味追求最好的矫正视力。

为什么近视要
尽早佩戴眼镜?

当眼睛开始近视的时候,医生通常会建议近视者尽早佩戴合适度数的眼镜,使视觉重新变得清晰。这是为什么呢?

戴眼镜可以矫正视力

戴上合适的近视眼镜,就可使视网膜前的聚焦后移,正好落在视网膜上,看远处物体就会变得清晰。这样,无论对学习、工作和生活,都会带来方便,尤其对儿童和青少年,可拓宽他们的眼界,使他们有正常的户外活动和人际交往,对身心发育尤为重要。

戴眼镜可消除视疲劳

近视患者虽然能看清近处物体，但学习时眼睛距书本太近，双眼容易出现视疲劳，加重近视程度。戴眼镜后可保持正常的阅读距离，消除视疲劳。

戴眼镜可以预防或矫正斜视、弱视

戴眼镜后因维持了眼睛调节和集合的平衡，可预防或矫正外斜视。对双眼屈光参差者，可通过矫正缩小双眼屈光度数的悬殊，建立与发展双眼单视功能。戴眼镜为眼睛创造了正常的屈光条件，可以预防或治疗弱视。而对某些近视患者，特别是有散光者，戴眼镜还有可能阻止度数加深。

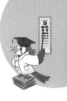

近视多少度就要开始 佩戴眼镜？

如果只是假性近视就不需要佩戴眼镜。儿童假性近视的主要原因是学习负担太重，用眼时间过长造成的，短期内视力下降多为假性近视。只要让眼睛适当休息，解除睫状肌的痉挛，视力就可以恢复正常。若佩戴眼镜，反而会使眼睛逐步随着光学镜片的变化形成真性近视。

对于单眼裸眼视力小于或等于 4.9 的情况，可以先进行恢复视力。有一些儿童青少年，他们的调节能力强，而且眼睛也是处于一个发育状态，新近的近视恢复成正常视力也是很有可能的。如采取了一定的方法或措施后，还不能恢复的话，就需要给他们配眼镜进行矫正了。

　　近视多少度就要开始佩戴眼镜呢？这个并没有准确的数字，一般来说只要确定眼睛的度数是真性近视了，而且患者因为看不清楚对生活产生了影响，此时就应该选择一副适合自己的眼镜。

 ## 如何看懂验光单？

　　验光就是对患有或怀疑患有屈光不正的眼做屈光检查，以确定屈光不正的性质（近视、远视或散光）及程度（屈光度数）。与视力检查一样，验光是检查屈光不正的基本项目。

　　验光单也叫验光处方，是配眼镜的依据。要看明白一张验光单应先了解验光镜片。验光镜片的性质分成3种：凹透镜片、凸透镜片和散光镜片。

　　矫正近视戴凹透镜片，以"-"表示，矫正远视戴凸透镜片，以"+"表示。用来矫正散光的镜片叫作散光镜片，散光也有远视、近视之分，前面也要加"+"或"-"符号。散光片还有轴位区别，因此后面有方位数，表示眼睛在哪一个方向有散光，即是散光的轴位。

我们拿到验光单，上面全是字母和数字，这些字符都代表什么呢？

验光单字符一览表

验光单字符	中文意思	举例
VD	近眼距	VD：12mm 镜片到眼睛的距离为 12 毫米
VA（vision）或 V	矫正视力	VA：1.0 矫正视力为 1.0
R（right）或 O.D	右眼	
L（left）或 O.S	左眼	
S（sphere）或 SPH 或 DS	球镜	S：−4.50 近视 450 度
C（cylinder）或 CYL 或 DC	柱镜	C：−1.50 近视散光 150 度
A（axis）或 AXI 或 X	轴位	A：90 散光轴位 90 度
AVE 或 *	平均值	
PD	双眼瞳距	PD：60mm 双眼瞳孔距离为 60 毫米

VD 指的是镜片到眼睛的距离，普通眼镜在 12 毫米左右，隐形眼镜就是 0。VA 代表矫正视力，是指用眼镜来矫正屈光不正之后得出的视力，也就是戴眼镜后的视力，一般为 1.0。

验光单上的 R 代表右眼，L 代表左眼。第一列（S/ 球镜）是近视和远视的信息，其中数字代表度数，前面的"−"代表近视，"+"代表远视。第二列（C/ 柱镜）是散光的信息，其中数字代表散光度数，前面的"−"代表近视散光，"+"代表远视散光，散光小于 75 度一般忽略不计。第三列（A/ 轴度）是散光的轴位。

AVE（或 ★）表示平均值，是多次验光所得数据的平均数，用作验光的最后结果，避免单次验光产生的误差。PD 表示双眼瞳孔的距离。

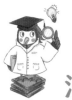

戴眼镜能
治愈近视吗？

眼镜的作用主要是帮助提高视力，帮助屈光不正者看清东西，解决生活、学习中看不清物体的困难，而不能把近视"治愈"成正常视力，更不能降低已有的屈光度数。

戴上眼镜以后，为什么近视还会加重？有些人埋怨戴镜后近视度数每年还在上升，还不如不戴。其实，戴上合适的眼镜有利于控制病情，减慢近视度数增加的速度，但前提是在戴镜后必须注意改变不良的用眼习惯，坚持用眼卫生，减轻视疲劳。那些度数增加快的人，有的是不注意用眼卫生，有的是学习负担太重，还有的是受遗传因素的影响，这与戴眼镜关系不大。

值得注意的是，视力持续下降还可能是得了眼病。有少数人由于近视，眼球出现了某些病变，这些人多见于高度近视的人或年龄偏大的人。由于近视眼球是病理性眼球，眼睛可以出现许多病变，当程度小时可能不影响矫正视力，当逐渐发展时会使矫正视力下降，常见原因有视网膜病变、脉络膜萎缩、黄斑变性、并发性白内障等。这些人在戴镜视力下降的同时，近视力也下降，到医院检查验光会发现屈光度变化不大，矫正视力不好，查眼底或做其他检查时可以发现相应的病变。出现这种情况需要及时治疗。

眼镜架怎么选？

眼镜架有不同的材料、工艺、品牌、款式，价格和美观程度也不同，近视者应该根据自己的脸形、屈光度数等选择。

按制作材料主要有树脂架、金属架两种

树脂架：也叫塑料架。醋酸纤维架是国产塑料架的主流，价格从几十元到一两百元不等。它的颜色丰富，款式繁多，镜架轻，价格普遍低于金属架。

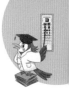

金属架或合成金属架：主要有镍合金架和钛金属架。镍合金架是目前金属架的主流，比较耐用，但镜架表面的镀膜层容易褪色，镜架重，有些孩子对其有皮肤过敏现象。钛金属架镜架轻，弹性好，不易过敏，不褪色，缺点是断裂后不易黏结。

按款式分为全框架、半框架、无框架等

全框架：有树脂架和金属架，整个镜框包住镜片，特点是牢固，能更好地保护镜片，还可掩盖一部分镜片厚度，是高度近视人群的首选。缺点是相对于半框架、无框架镜架，略显笨重。

半框架：只有金属架，镜架上部是金属框，镜片四周开一条很细的槽，用一条很细的尼龙丝做下框缘，使尼龙丝嵌入槽中，形成无底框的式样，轻巧别致，较为牢固。

无框架：这类镜架没有镜圈，镜片、鼻梁和镜腿直接由螺丝紧固连接，一般需在镜片上打孔进行加工。优点是更显轻盈、美观，且对眼睛无遮挡，适合各种肤色及脸形；缺点是稳定性差、易变形。

在选择眼镜架时，可以从以下几方面进行考虑：

儿童最好选择树脂架：树脂架轻，鼻托低，适宜于儿童使用，因为架轻的眼镜不影响儿童鼻骨发育。金属架偏重，其鼻托也容易引起过敏和压迫鼻骨。

度数高的要选小框塑料架：有高度近视和高度远视时，其镜片必然较厚，皆宜用小框塑料架。架小，镜片小，重量轻，且塑料架对镜片的固定效果也比金属架好。

根据脸形来选择镜架：眼镜是戴在脸上撑门面的东西，美观大方还是需要的。眼镜和脸形的搭配很重要，一般遵循互补的原则，如圆形脸选方形的镜架，方形脸选圆形的镜架，这样才会更好看。

看镜架是否合适：选好镜架后，要戴上看看是否与鼻面相贴，镜腿的长短是否合适。

眼镜片**怎么选？**

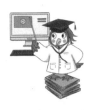

选好了眼镜架，接下来又要面临另一个难题，眼镜片怎么选？

折射率

折射率是光在真空中的速度与光在该材料中的速度的比率。折射率越高，镜片越薄，密度越大，硬度也越好；反之，折射率越低，镜片越厚，密度越小，硬度也较差。所以想要轻薄舒适的镜片就要选择高折射率的镜片。

球面与非球面

从球体上切下一部分带有凸面或凹面形状的镜片就叫作球面镜片。可以想象一下，我们面前有一个圆圆的透明球体，球的表面是一个弯曲的面，这个曲面就叫作球面。非球面镜片是与球面镜片相对而言的，从外观上看，球面镜片是个"大肚子"，而非球面镜片相对来说比较平整一点。

通过球面镜片看事物，会出现扭曲现象，而非球面镜片由于表面的特殊设计，可以将镜片的边缘相差减少到最小，看物体更自然，变形小，也更加逼真。此外，非球面镜片更轻、更薄、更平，拥有优异的抗冲击性能，使佩戴者使用更加安全。

镜片的防污能力

近年来，许多品牌镜片的研发方向已经从提高硬度、增加透光率转向了增加镜片的光滑度，以提高其防水防油污能力。测试镜片防污能力的简便方法是：把镜片擦干净后滴一滴水，在镜片上来回滚动，如果镜片上一直是个水珠就证明其防污功能好，如果水珠全部散开沾在镜片表面说明防污功能相对差些。

抗 UV 能力、抗辐射能力

抗 UV 镜片即是抗紫外线镜片，它可以完全吸收或反射对人眼最有害的紫外线，以保护眼睛。防紫外线系数用 UV 值表示，最好的是 UV400，一般为 UV375。眼镜店一般都有仪器检测。

目前市面上的镜片几乎都有抗辐射膜层。但是镜片的防辐射效果仅仅只是镜片范围，而且电磁波也并非完全直线传播，所以对于以此为噱头的镜片需谨慎对待。

防蓝光能力

首先说明一点，蓝光并不都是有害蓝光，真正有害的是 400~440 纳米的短波蓝光，而 480~500 纳米的蓝光有一种调整生物节律的作用，睡眠、情绪、记忆力等都与之相关，对人体反而是有益的。短波蓝光大量存在于电脑显示器、荧光灯、手机、数码产品、显示屏、LED 等光线中，该波长内的蓝光会使眼睛内的黄斑区发生病变，视力受到影响，甚至有失明的可能。

对于长时间使用电脑或电子显示设备的人群来说，防蓝光镜片的作用是可以阻挡部分有害蓝光对眼睛的伤害，让眼睛在电脑屏幕前工作时更舒适一些。但是并没有进一步的证据证明防蓝光镜片能有效改善眼睛酸胀、眼干、视力下降、眼底病变等问题。

除了以上这些功能以外，市场上还有很多功能性镜片，因为其加工工艺、材质不同，价格也差别很大。但是我们选择的时候切记，不是贵的、功能多的就一定是好的，可能眼睛并不适合这样的镜片。所以，要多听一下验光师的建议，适合自己的才是最好的。

双眼度数不同 怎么配镜？

双眼的屈光度数不等，也叫作屈光参差。如果双眼度数相差过大可破坏双眼单视功能，度数高的一只眼睛可形成弱视和失用性外斜视。因此对于这一类患者原则上度数应给予全部矫正，并要经常戴镜，以保持双眼单视。

但实际上，屈光参差者的配镜比较困难。因为如果双眼都要完全矫正，虽然每只眼睛的视力都可能较好，但由于双眼的度数相差过多，使双眼视网膜上的物像大小差别太大，大脑难以融合成单一的像，而感到非常不适。特别是当眼球出现偏斜时，不同度数的镜片所产生三棱镜效应不同，影响更大，可发生复视。

屈光参差的配镜很难有统一的原则可循，要因人而异。

12 岁以下儿童尽可能争取双眼全部矫正。在儿童时期，即使相差 400 度以上，也比较容易接受。当然必须经过充分试戴、阅读及视远，只有在患儿无不良感觉时，才能开配镜处方。对于视力较差，屈光度数较高的眼睛，要给予特殊的锻炼，可适当遮盖视力较好的眼睛，迫使视力较差的眼睛注视，以防形成弱视。

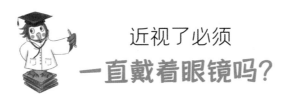

近视了必须一直戴着眼镜吗？

关于戴眼镜的问题，有的人认为眼镜戴久了眼睛会变形进而影响美感，而有的人则认为眼镜一会儿摘，一会儿戴会让近视度数加深，那么到底是一直戴着眼镜好，还是需要的时候再戴比较好呢？

中度以上近视最好一直戴眼镜

对于中度以上近视的人建议一直戴着眼镜，这样比较便于生活，不会出现一些因看不清而造成的问题，同时也能避免近视度数的加深。所谓中度以上近视是指 300 度以上的近视，如果近视在 300 度以上，最好是能够一直戴着眼镜。

很多人都觉得长时间戴着眼镜，会导致眼眶内凹，眼球凸出，显得非常难看。其实长期戴着有框眼镜是不会导致眼珠突出的，换一个角度说，眼珠突出其实并不是因为长期戴眼镜导致的，而是因为高度近视。

中度以下近视可随意戴或不戴眼镜

中度以下即 300 度以下近视的人，可以自己选择是否一直戴着眼镜。因为一来中度以下近视不会因为看不清楚而对生活造成困扰或者危机，二来也不存在像中高度近视一样不长期戴眼镜矫正就会加深近视度数的危险。

如果是度数比较低的学生族，完全可以上课的时候戴眼镜，放学回家以后就摘下，家长没有必要一直要求孩子戴着眼镜，当然如果愿意一直戴着眼镜，也没有必要硬性要求把眼镜摘下。要不要戴眼镜，完全可以按照本人喜好来决定。

　　需要提醒的是，近视者不能因为自己近视度数不高就掉以轻心，要知道，不养成良好的用眼习惯，常常对着书本、电脑一看就是几小时，不放松眼睛，也不注意眼睛的清洁和保护，近视度数也会加深。

佩戴眼镜有哪些
注意事项？

不能随便戴别人的框架眼镜

　　每个人的眼镜镜片度数、镜腿的长度、鼻托的高度都不一样，如果随便借戴别人的眼镜，时间稍长就会感到眼睛不适，这样不仅不能提高视力，还会加重视疲劳，使近视度数增加。

　　即使两人的眼睛度数一样，也不可以换着戴，这是因为两个人的瞳孔距离可能是不同的。镜片光学中心是屈光力最大部分，它与瞳孔区相对应，也就是说两个镜片的光学中心距离应与瞳孔距离一样，如果两个人瞳孔距离不一样，换着戴时间长了照样会出现视疲劳。

不能用力扭曲框架眼镜镜架

单手摘、戴眼镜时，镜架可因受力不均造成眼镜变形，所以摘、戴眼镜时，一定要用双手。还应经常检查眼镜框上的螺丝是否有松动和镜框变形的现象。若发现螺丝松动，要及时拧紧，以免镜片脱落打碎。

眼镜镜架不能过松或过紧

眼镜两镜腿之间的距离、镜腿的弯曲度要合适，佩戴眼镜不能过松或过紧。眼睛必须正对镜片的光学中心；否则会产生三棱镜效应，使人出现视物变形、头昏、目眩、眼睛酸胀、易疲劳等症状，甚至出现斜视。

保持镜片清洁

镜片沾灰或脏东西时，干擦容易磨花镜片，建议清水冲洗再用纸巾吸干水分后用专用眼镜布擦干。镜片很脏时，建议用低浓度的中性洗剂清洗，然后用清水冲洗擦干。

避免剧烈运动

佩戴框架眼镜不要参加剧烈运动，如：打篮球、跳高、踢足球、赛跑、跳水、蹦极、蹦迪、打羽毛球、拳击等。因为剧烈运动可能撞碎眼镜，造成眼睛损伤。

避免镜片受热

眼镜不用时不要放在暖气、火炉等高温物体旁，夏季时不要放在封闭的汽车内，另外也不要戴着眼镜去蒸桑拿，因为高温会使眼镜变形并损伤镜片的光学功能。

什么是 OK 镜？

OK 镜，是角膜塑形镜（Orthokeratology）的简称，是隐形眼镜的一种，具有矫正视力和控制近视加深的双重作用，只需在晚上睡觉时佩戴，早上起床后摘下镜片，就可以拥有白天一整天的清晰视力。

❓ 哪些人适合佩戴

国内规定，8 周岁以上的青少年是最适合佩戴 OK 镜的。成年人，最好不超过 40 岁，也可以戴。具体的范围是：8~40 岁，度数 600 度以下，不存在眼睛发炎、青光眼、干眼症等眼科疾病的人群可以佩戴。

❓ 矫正近视原理

我们都知道，近视是因为眼球轴变长，导致光线的聚焦点前移。OK 镜矫正视力的原理简单直接，就是通过佩戴对角膜产生一个压力，使角膜暂时性变平，这样光线聚焦的焦点就后移了，暂时性达到矫正近视的目的。

OK 镜的治疗效果是会反弹的，几天不戴后，可能就会回到以前的视力。因为角膜具有记忆性，一旦停戴 OK 镜，角膜形态会慢慢恢复到原来的状态。也就是说，戴 OK 镜并不能从根本上治愈近视。不过，有一个例外，那就是处在青春期的孩子，戴 OK 镜能有效抑制度数的增长，等发育生长期过去，就算停戴，也不会出现报复性近视度数加深。

OK 镜的优势与不足

优 势	不 足
1.短期内视力即可提高	1.矫正范围有限，目前仅可矫正 600 度之内的近视及 200 度之内的散光
2.近视屈光度降低效果好，白天可不戴框架眼镜或隐形眼镜	2.前期检查项目相对较多，试戴时间较长，对验配师技术要求高
3.操作简单，使用方便	3.戴 OK 镜容易反弹，属于治标不治本，一旦停戴度数又会恢复
4.无手术创伤，未改变眼睛的正常生理结构	4.长时间压迫眼角膜，很容易导致眼角膜损伤
5.对青少年渐进性近视有一定的抑制进展作用	5.佩戴不当的话，可能会感染细菌，甚至导致角膜炎、角膜溃疡和穿孔
6.可满足某些特殊职业，如运动员、潜水员、飞行员、演员、警察、军人等对远视力的要求	6.镜片及护理液费用高，对患者家庭经济水平有一定的要求

佩戴 OK 镜注意事项

配镜前严格检查：并非人人都适合佩戴 OK 镜，在佩戴 OK 镜之前要做多项检查，以确定自己是否能戴。

必须到正规机构配镜：佩戴 OK 镜一定要到正规医院或视光机构。长期佩戴不合适的 OK 镜，不仅会对眼睛产生损害，而且还可能加深近视的程度。

不能与他人混着戴：OK 镜都是为每个人量身定做的，每个人的眼球大小都不同，佩戴的 OK 镜也不同，所以即使近视度数相同，也不要戴别人的 OK 镜。

养成良好的卫生习惯：OK 镜的镜片是要直接接触眼睛的，如果镜片不干净，容易损伤眼睛。

出现眼睛不适要尽快解决：如果佩戴后感到不舒服，要尽快咨询专业、有经验的视光医师，找出原因，提供解决方法。

定期复查：定期复查时，可以将佩戴 OK 镜过程中发现的一些问题告知视光医师，同时医师也可以通过检查发现潜在的问题并解决。

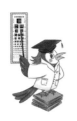

手术可以
治愈近视吗？

近年来，近视手术逐渐被人们认可，越来越多的近视者选择通过手术改善自己的视力。虽然现在手术的成功率高，收费也在大家能承受的范围之内，但是也有解决不了的问题：手术只能让你摘掉厚重的眼镜，并不能改变你是近视眼的实质。换句话说，手术只能治标不能治本，不能从根本上治愈近视。

视力恢复，眼疾还在

现在对近视所有的医治方法，都归于"对症"医治，而不是"对因"医治，手术只能"纠正视力"，而不能"彻底治愈"近视。

举个例子，某人术前近视 1000 度，手术后裸眼视力达到 1.0，再也不必戴近视眼镜了。但他的眼内结构、视网膜仍是原先的高度近视状况，所有高度近视可能发生的并发症，如青光眼、视网膜脱落等，都有可能发生。所以，即使手术作用十分好，也不要以为做完手术就万事大吉了。

视力恢复，视物"画面质量"没跟上

做过近视手术的人，在夜间会感觉视力明显下降，在阴雨天也会感觉视力变差，也就是眼睛视物功能虽然恢复了，但眼睛的其他功能却跟近视眼一样。视力正常，只能说明屈光度得到了调整，但高的视觉质量还涉及像差、比照敏感度、夜间视力、泪膜稳定性等要素。

手术治疗近视
安全吗？

近视手术并非普通小手术，也必定存在着一定的风险，打算进行手术的近视患者必须有手术失败的心理准备。近视手术的安全性，主要受到以下几方面的影响。

手术医师

手术医师的经验对手术的安全性具有决定意义，因为手术设备相当复杂，需要技术经验纯熟的眼科专业医师来操作。富有经验的医师还能在手术过程中处理各种复杂的个体差异问题，尽可能地保证每个患者的手术安全，这是经验欠缺的医师难以做到的。

手术设备

设备的性能差异直接决定了手术质量的高低，主要体现在手术矫治的精确度、术后角膜的平滑度、手术区域的大小。精确的切削可以确保手术达到预测视力；平滑的角膜意味着不会出现不规则的散光；更大的手术区域意味着不会发生夜间眩光现象。

手术室

手术室的空气条件会直接影响手术的稳定性和安全性。近视手术设备属于非常敏感和不稳定的高级精密仪器，要求一直处于恒温、恒湿、恒压环境，而这样的环境只有超洁净手术室才能提供，并且只有在超洁净手术室才能避免手术过程中的外源性感染。

手术材料

用于制作角膜瓣的刀片成本很高，正规的眼科医院的所有耗材不论多贵，都只能一次性使用。而如果有医院为节省成本将角膜刀反复使用，就容易造成患者感染，甚至失明。

手术方式

当今世界主流的屈光手术是准分子激光手术，这种手术保留角膜上皮，损伤小，痛苦小，术后容易恢复，不易感染，但手术成本高。

综合前述的内容，可见经验丰富手法纯熟的医生、先进精确的手术设备、卫生标准的手术室、高质量的手术器材以及合适的手术方式，是保证手术安全的重要条件。

治疗近视的
手术方法有哪些？

近视矫正手术有很多方式，包括表面切削方式、基质瓣下的准分子激光原位角膜磨镶术（LASIK）的方式、飞秒激光、角膜基质环植入术、屈光性晶状体置换术、后巩膜加固术等。

表面切削方式

有准分子激光角膜切削术、准分子激光角膜上皮瓣下磨镶术、机械法准分子激光角膜上皮瓣下磨镶术等类型，原理是将紫外光照射到眼球的角膜上，切削少量角膜组织，从而达到治疗近视的目的。因为术后刺激症状重、恢复时间较长、术后并发症多等缺陷，已经逐渐被其他手术方法代替。

基质瓣下的准分子激光原位角膜磨镶术 (LASIK)

目前最成熟、应用最广泛的屈光手术方式。手术效果更准确，视力恢复更迅速，但操作也很复杂，手术难度大，术中及术后的并发症也较多。

飞秒激光

是一种以脉冲形式运转的红外线激光，切削角膜下组织，从而治疗近视的手术方法。具有手术更安全，不损伤角膜周围组织，手术效果更精确，适应范围更广等优点。

角膜基质环植入术

是将不同厚度的聚甲基丙烯酸甲酯半环植入角膜基质中，以改变角膜厚度的一种屈光手术，是有效、安全矫正中低度近视的手术之一，可以作为角膜切削手术的补充，适用于对角膜过薄的中低度近视、角膜激光术后角膜过薄的矫正。

人工晶体植入术

由于角膜屈光手术有其缺陷，对高度近视和远视并不是最佳选择，可以选择人工晶体植入术。

后巩膜加固术

此类手术简单易行，近期疗效令人满意，远期疗效尚需观察。此手术安全有效，可抑制高度近视的进展，降低近视的屈光度，提高视力，是对高度近视行之有效的防治方法之一。

近视手术的适应证

和禁忌证是什么？

以下情况为近视矫正手术的适应证：

① 患者本人有摘镜的要求。

② 年龄在 18 周岁（最好是 20 周岁）以上。

③ 近两年近视度数稳定。

④ 矫正屈光度范围：近视最好不超过 1500 度，散光不超过 600 度。

⑤ 双眼屈光度数差异大。

⑥ 现戴角膜接触镜者：软镜应停戴 2 周以上，硬镜应停戴 3 周以上，OK 镜应停戴 1~3 个月或更久。

⑦ 角膜厚度大于 450 微米。

⑧ 眼部无活动性疾病等。

以下情况为近视矫正手术的禁忌证：

① 严重干眼症。

② 圆锥角膜或有圆锥角膜倾向者。

③ 睑缘炎。

④ 增殖性糖尿病性视网膜病变。

⑤ 突眼症、眼睑闭合不全。

⑥ 全身免疫性、胶原性疾病。

⑦ 瘢痕体质。

中医是如何
认识近视的？

近视在历史上也多有发生，多见于读书人，所以中医学对这种疾病的认识很早。

 "近视"病名的变化

从现有的中医古籍来看，最早记载近视的是在隋朝巢元方的《诸病源候论》一书中，称近视为"目不能远视"；其后，在明代傅仁宇的《审视瑶函》一书中又把该病称为"视近怯远症"；而最早确切提出"近视"这一病名的医籍是清朝黄庭镜所撰的《目经大成》。

对"近视"病因病机的认识

中医学认为，近视的病因包括先天遗传和后天环境两种因素，是两者共同作用的结果。近视的病机可以概括为以下三方面：

其一，先天禀赋不足而致近视。《审视瑶函》提出"禀受生成近觑"，认为因先天禀赋不足所致的先天性近视，多为肝血、肾水或者心阳单方面或多方面的不足。

其二，久视伤血，肝血耗损而致近视。《素问·宣明五气篇》提出："久视伤血，久立伤骨，久卧伤气，久行伤筋，久坐伤肉，是谓五劳所伤。"肝藏血，肝在窍为目，足厥阴肝经上联木系。《素问·五脏生成》指出："诸脉者，皆属目……血归于肝，肝受血而能视。"所以眼睛需要肝血的充养，久视耗伤肝血，则会使视力下降。

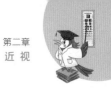

其三，阴阳失调，阳气不足而致近视。《古今医统大全》曰："目能近视，知其有水；不能远视，责其无火，法宜补心。"《医宗金鉴》谓："近视清明远视昏，阳光不足被阴侵。"

对"近视"防治的认识

中医治疗近视，有内治、外治之分，强调内治为主，外治为辅。内治法根据八纲辨证，按气血不足、肝肾虚弱、阳气不足或脾胃虚弱等不同类型，分别给予不同的中草药方剂；外治法以传统的针灸和按摩为代表，还有穴位埋豆、中草药滴眼液等。

在预防方面，中医强调用食物疗法，如多吃动物肝脏、核桃仁、黑芝麻等；其次为做眼保健操、穴位按摩等。

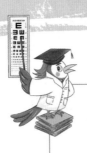

3

第三章 • • •

散 光

哪些因素
可导致散光？

　　散光根据各子午线的弯曲度不一致，可以分为规则性散光和不规则性散光。规则性散光大多是由于角膜先天性形态不规则导致的，不规则散光主要由于角膜疾病所致；根据各子午线的屈光状态，散光又分为单纯近视散光、单纯远视散光、复合近视散光、复合远视散光及混合散光。

　　散光的程度可以分为轻度散光、中度散光、重度散光、高度散光。一般情况下，小于 100 度的散光为轻度散光，100~200 度的散光为中度散光，200~300 度的散光为重度散光，300 度以上的散光为高度散光。

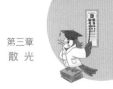

儿童散光的主要原因如下：

先天性

儿童散光大部分都是由先天因素引起，多是角膜因素，主要是遗传，父母中任意一方有散光者远高于父母双方正常者出现散光的概率。

不良习惯

不正确的用眼习惯，如经常揉眼、眯眼，坐姿不对，躺着看书，长时间看书及电子产品，容易压迫到角膜，使角膜形状发生改变，进而导致后天性散光的产生。

眼表疾病

常见的眼表疾病有圆锥角膜、角膜溃疡、角膜炎等。

眼部外伤及手术

儿童时期由于一些眼部外伤，角膜损伤，愈合不规则，或者由于眼部手术等，也可引起散光。

儿童散光的表现

有哪些？

视力下降，视物模糊不清

看远看近都不清楚，散光度数越大越不清。

眯眼看东西

为了看清物体，经常眯眼，达到针孔和裂隙作用，以提高视力，久而久之形成眯眼的习惯。

疲劳

散光眼一直努力调节为了看清楚物体，调节就像照相机不停聚焦，这样使眼睛疲劳，出现头疼、恶心、呕吐等不适症状。

代偿头位和斜视

两只眼散光差别很大时，经常会用散光小的那只眼去看，就容易歪头，斜视。

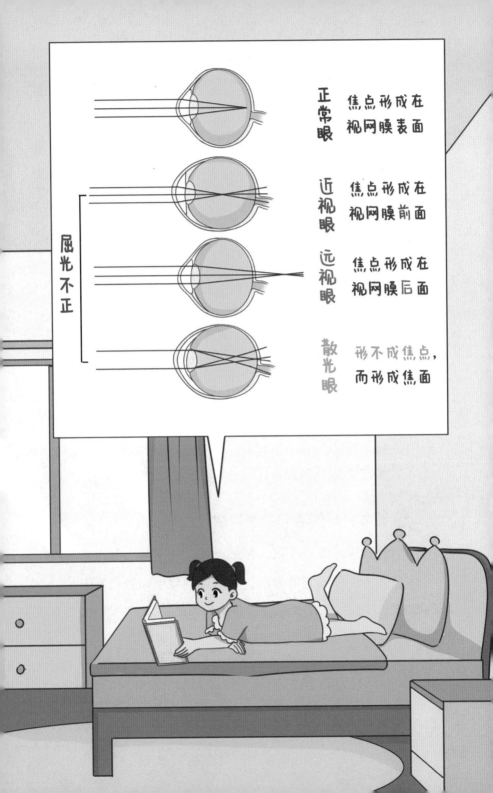

儿童散光
如何治疗和预防？

对于年龄比较小的儿童，不影响视力的，也没有别的症状的，可以暂时观察；如果上学后，影响视力了，无论度数大小，则需要配镜，以防弱视发生。有疲劳、眯眼、代偿头位、斜视，等等，需要配镜矫正；如果合并近视或者远视，可以综合在一个镜片上解决问题。

预防散光的办法如下。

养成良好的学习阅读习惯

看书学习姿势端正，光线充足，阅读半小时左右适当休息；多到郊外游玩，多看远处绿色旷野；看书字体要清晰，不可太小；尽量少看电子产品。

养成良好的卫生习惯

玩玩具及进行其他活动后经常洗手，不要用手经常揉眼。

多运动，饮食均衡

多参加户外运动，不要挑食，要多吃鱼肉、蛋、奶、豆类、青菜、水果、蜂蜜等营养丰富的食品。

避免外伤

对于儿童青少年，一定要注意减少玩危险的游戏和玩具，以减少眼外伤。

定期检查

目前我国儿童体检已经有客观验光检查，3~4 岁能配合仪器检查后可以考虑行眼部全面检查，以后每年定期检查眼部 1~2 次。

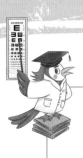

第四章 •••

4

远 视

什么是远视？
为什么会得远视？

　　远视也是一种眼球屈光不正的表现，平行光线进入远视眼后形成的焦点没有落在视网膜上，而是在视网膜之后，因而在视网膜上所形成的像是模糊不清的。远视患者主观感觉看远物模糊，看近物更模糊。

　　远视眼形成的原因大致有三种：眼球前后轴短；角膜、晶状体等屈光体弯曲度小；房水、晶状体、玻璃体等屈光间质的屈光指数改变。

　　根据上面三种原因，远视相应分为三种类型：

　　轴性远视：远视眼中最常见，是由于眼球的前后轴比正视眼短造成的。人在刚出生时，眼睛前后径为12.5~15毫米，远低于正常视力的平均眼轴（24毫米），所以婴幼儿几乎都有天生的远视。随着年龄的增加，眼轴也慢慢增长，在5岁时有90%的孩子处于远视状态，16岁则减少到50%，但因度数较低，一般不会感觉到。

儿童不同年龄生理性远视参照表

年龄(岁)	3	4~5	6~7	8	9	10	11	12
屈光度(D)	+2.75	+2.25	+1.75	+1.50	+1.25	+1.00	+0.75	+0.50

有些人在眼的发育过程中，由于遗传、环境等因素导致眼球停止发育，眼轴不能达到正常眼的长度，就会形成轴性远视。眼轴每短1毫米，远视就增加+3D（300度）。一般临床所见的远视，多在+6D（600度）以内，但也可见有高度数远视眼，有的甚至会高达+24D（2400度）。

曲率性远视：是由于眼球屈光系统中任何屈光体的表面弯曲度较小所形成，多为先天性因素，如先天性扁平晶状体、先天性扁平角膜等；也有由角膜外伤引起的。近年来，由于屈光性角膜手术的普及，因近视手术过矫引起的远视逐渐增多，应引起重视，但术后早期因角膜上皮尚未完全修复，常会表现为暂时性的远视，这是正常现象，经过一段时间是可以恢复的。

屈光率性远视：是由于角膜、房水、晶状体的屈光指数偏低，玻璃体的屈光指数偏高引起，这类原因比较少见，主要见于老年人和糖尿病患者，有的晶体脱位也可导致远视眼。此外，眼球壁及眼内肿瘤、网膜水肿、眼眶的炎性肿块，甚至网膜剥离都可引起病理性的明显远视。

上面三类远视中的后两项共称为屈光性远视。轴性远视形成的原因是眼轴较短，而屈光系统的屈光力是正常的；屈光性远视形成的原因是角膜、晶状体、玻璃体、房水等病变导致眼的屈光力较弱，而眼轴是正常的。

远视有哪些
症状？

视力减退

有些人认为近视眼就是只能看近处，远视眼就是只能看远处，甚至比正视眼看得还远，这是一种误解。轻度远视具有调节代偿能力，其看近、看远的视力都正常，犹如正视眼，这样的远视称为隐性远视。但中、高度远视眼者，其远、近视力均不正常，不论远处还是近处的东西都看不清楚，且年龄越大，调节力越弱，在视网膜上形成的物像越不清晰，因而高度远视者看远处模糊，看近处更模糊。

视疲劳

远视常引起不同程度的视疲劳。由于远视无论看远物或看近物都必须动用调节作用，除远视度数低且年龄小者外，远视者比近视、正视者更容易产生视疲劳。

远视引起的视疲劳具体表现有：视力模糊，眼球沉重，有压迫感、酸胀感，眼球深部痛，或有不同程度的头痛。眼部容易出现结膜充血和流泪。头痛部位多在额头或眼眶上部，有时引起肩部不适、偏头痛，甚或恶心、呕吐等。

眼部疾病

较高度数的远视可见眼前部和眼底变化。常见的有眼球比较小，外观眼球呈轻度凹陷状，瞳孔较小。由于经常调节紧张，结膜充血，可伴有慢性结膜炎、睑腺炎或睑缘炎。中度和高度远视眼，常有不同程度的眼底变化，较常见的是假性视神经炎，少数重者可呈假性视盘水肿。

斜视

正常情况下，双眼看近处目标时，为了物像能聚焦在视网膜上，双眼睫状肌收缩，晶状体表面的弯曲度和屈光力增加（调节作用），同时两侧眼球向内旋转，保持双眼注视同一目标（集合作用），这种随晶状体增加屈光力而出现双眼内聚的现象称为调节集合作用。

远视者，看远处的物体时双眼平行向前，不需要调节集合作用；但看近处物体时，为了看清物体需要付出较常人更高度的调节，同时也产生了过度的集合，时间长了患病的眼会逐渐向内偏斜形成内斜视，即俗称的"斗鸡眼"。

不同年龄段远视者症状不同

　　6 岁以下者，低、中度远视者无任何症状，因为儿童调节幅度大，近距离阅读的需求较少。高度远视者通常在体检时发现，或伴有斜视时才被发现，这时需要及时验光配镜矫正，减小调节负担从而矫正眼位。

　　6~20 岁者，近距离阅读需求量逐年增大，特别在 10 岁左右的时候，阅读量激增，并且阅读字体变小，开始出现视力减退、视疲劳等一系列症状。

　　20~40 岁者，近距离阅读时出现眼酸、头痛等视疲劳的表现，部分患者提前出现老花眼，这是因为随着年龄增长，调节幅度减少，隐性远视减少，显性远视增加而导致症状出现。

　　40 岁以上者，调节幅度进一步下降，隐性远视转为显性远视，这些人甚至需要两副眼镜才能看得清：看近距离时需要老花镜，看远距离时需要佩戴远视镜。

小儿远视的
表现是什么？

了解小儿远视的常见表现，可以帮助家长朋友们及时发现孩子的远视问题，尽快想办法解决。一般来说，小儿患了远视会有下列四大表现。

视物模糊

轻度的远视，看远处清楚，看近处模糊。当远视度数高或调节力弱时，远处、近处都看不清楚。

视疲劳

远视的远点在眼球后，所以远视只要看物体就要用调节，而且比正视所用的调节多。儿童的调节力强，如不经常过度用眼就可以不出现视疲劳等症状，随着年龄的逐渐增长，调节力也逐渐减弱，若经常阅读、写字、做精细工作，就容易出现视疲劳症状。

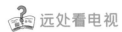 远处看电视

远视的孩子，由于视近较视远模糊，所以不喜欢做近距离的活动，如剪纸、绘画等。看电视时离电视也较远。

"斗鸡眼"

远视度数较高的孩子可能会患有内斜视，也就是俗称的"斗鸡眼"。一旦发现有内斜视，则提示孩子已经患了远视，这种情况多见于2~5岁的儿童，如能及时发现、及时配镜，内斜视是能够矫正的。如不能治愈，就应及早施行手术矫正。

小儿远视
有什么危害？

　　据统计，儿童内斜视中约 75% 是由远视眼引起。正常眼睛注视近处目标时，除需要动用眼球屈光系统的调节以增强眼的屈光力外，为保证双眼对准注视目标，双眼还需要内转，称为集合。而远视患者为了获得清晰物像，无论看远物还是看近物，都需要使用调节。过多的调节必然伴随过多的集合而诱发眼球内斜视，即俗称的"斗鸡眼"。内斜视不仅会进一步影响视力，还会影响外貌，继而会影响孩子的自信心，产生心理方面的问题。

小儿远视随着年龄增大
能自愈吗？

在前面，关于婴幼儿生理性远视的原理我们已经谈过了。那么，就有一些家长要问了，既然人在小时候都是远视，是不是小孩子的远视在长大以后就没有了？是不是就不用特别在意了？这要看是生理性远视，还是病理性远视。

病理性远视不能自愈

学龄前儿童，90%以上都是远视眼。其中绝大多数是生理性的，是眼正常发育的表现，随着年龄的增长，大约到12岁以后，这些儿童的远视会发育成正常视力。然而，也有一部分儿童的远视是异常的，或是病理性的，这些儿童的远视不仅不会好转，还会导致视力下降及眼发育不良，父母对此应引起足够的重视。

远视是生理性还是病理性，这样区分

学龄前儿童的眼睛在生长发育中有一定的生理远视，是眼发育的正常过程，它的正常值为：3~4 岁远视 200 度以内，4~5 岁远视 150 度以内，6~8 岁远视 100 度以内，超过正常范围的，则为异常的或病理性远视。

病理性远视对眼发育的影响

异常的或病理性远视是眼发育不良的表现，会进一步影响眼的正常发育，使其处在一个恶性循环中。这种影响又与远视的度数或双眼屈光度数相差成正比，也就是说，远视度数越大，或双眼度数相差越大，对眼的生长发育影响也就越大。

病理性远视对眼的生长发育的影响表现为：

视力低常：正常儿童视力为 3~4 岁 ≥ 0.6、4~5 岁 ≥ 0.8、5~6 岁 ≥ 1.0，低于上述标准称为视力低常。

弱视：眼无器质性病变，戴镜视力不能矫正到 0.8 以上。

斜视：内隐斜或内斜视。

　　其他视功能障碍：如融合功能障碍（在同视机检查中，不能将两个图像融为一体，如狮子关不进笼子，动物的耳朵、尾巴长不到身体上等）、立体视觉障碍等。

小儿远视最佳治疗年龄是多大？

　　小儿视力发育的敏感期在 2 岁前开始，9 岁停止，因此，这个阶段也是治疗远视的最佳时机。过了这个时期则疗效欠佳，12 岁以后视力提高就会很困难。

　　因此，家长一定要定期给孩子做视力检查，以便及时发现病情。建议在宝宝出生和 6 个月体检时，带宝宝去医院做眼部检查；6 岁以前，每年体检时做一次全面视光检查。

有的家长担心孩子太小，还不会读视力表，其实这种担心是没有必要的。一般儿童在 3 岁以后即可学会正确读视力表，若此时出现远视，应该是可以检查出来的。

值得一提的是，单眼远视的患儿，因单眼视力好而不易被家长发现。当发现时往往已过治疗的敏感期，以致造成终生的"平面视觉"，即视物缺乏立体感，不能辨别远近和深浅，并导致以后不能胜任某些工作，如飞行驾驶、航海等。在日常生活中也会感到不便，比如没有立体感的人在穿针引线时比较困难，下楼梯时也易踏空脚。因此，在给小儿做视力检查时一定要留心，不要因为单眼视力好而漏诊。

远视要做
哪些检查？

　　一般来说，要确定一个人的眼睛是否有远视，常进行以下检查。

　　检查前询问病史：远视患者的视力障碍是视远物清楚，视近物不清楚，或者视远物、视近物皆不清楚，常伴有眼部酸胀疼痛、头痛等视疲劳现象。

　　弥散光下眼外观检查：包括眼球大小和对称，部分患者可呈内隐斜或内斜视，多见于学龄前儿童。少部分患者也有外斜视。遮盖试验可判定是隐性斜视或显性斜视。

　　视力检查：远、近视力的检查与灵活分析，对于远视的快速诊断有很大帮助。青少年的眼睛有很强的调节作用，轻度远视时，远、近视力皆可正常；青少年高度远视和中年人中度远视，远、近视力均减退。

检眼镜检查：最常见的表现是视神经乳头较小，色泽红润，边缘稍模糊。高度远视患者可合并发生淡黄色团状透明的脉络膜小疣，大者可有视野缺损。在视神经乳头的下方往往形成一种新月形的变化。这种变化一般认为是先天性的，因而并不造成视力的明显降低。相对来说，远视患者的黄斑部比近视者要离视神经乳头远些。

散瞳验光：是一种对屈光状态的最客观检查。用睫状肌麻痹药物，散瞳后进行检影检查可较准确地测定屈光状态。此法不受检查者语言表达能力的限制，不仅适用于成年人，也适用于幼儿。

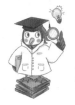

儿童戴远视眼镜
要注意什么？

远视主要靠戴凸透镜来矫正治疗。为孩子配一副合适的远视镜，并正确地使用眼镜，不但能矫正视力，更重要的是能避免视力继续下降，防止产生弱视。

散瞳验光

远视因经常要动用眼肌进行调节，因此在配镜前是否做散瞳验光检查，对眼镜度数准确性的影响，要比近视大得多。在散瞳前，有部分远视度数是隐藏起来的，散瞳后，这部分隐藏的远视度数才显示出来。所以，儿童近视散瞳后的度数，有降低的现象；而儿童远视则相反，散瞳后的度数往往高于散瞳前。因此，远视更强调做散瞳验光，这样才能得到准确的度数。对2岁以下的远视患者，初次应该散瞳验光，等复光后才能得出验光处方。

矫正后视力的要求

应采用验光时使远视矫正视力达到1.0的最高度数镜片。远视患者视物时都需要运用眼肌的调节才能看清物体，因此要把远视度数给够，这样才能更好地缓解视疲劳。高度远视的儿童应戴高度数眼镜，初次不能耐受者，可先降低度数，以后再慢慢增加。戴降低度数眼镜，视力有可能提高不多或不提高，家长不要性急，还要劝告孩子坚持戴镜，这样可以减轻视疲劳，并有助于过渡到戴高度数眼镜。

及时换镜

16 岁以下的远视患者，每半年要重新验光更换新镜片。因为远视度数会随身体的发育而逐渐下降，不及时更换，会造成矫正过度的人工近视。

远视镜的戴法

度数小于 300 度时，看近物时戴镜，看远物时可不戴镜；7 岁以上孩子的远视度数大于 300 度时，不论看远处还是看近处，都应该戴镜；远视度数大于600 度时，如果首次佩戴眼镜后眼睛不舒服，配镜时可酌情减小度数，适应一段时间后再增加度数，最后全部矫正。

远视镜的选择

远视镜是凸透镜，镜片比近视镜片要厚。为孩子选择镜架应尽量选用塑料小框镜架，镜片用树脂片，这样的眼镜比较轻，镜片也不容易打碎。

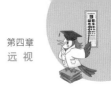

防止发生弱视

要及早发现幼儿的远视，及时矫正，防止视力减退。一些中高度以上的远视患儿，过了幼儿期，家长才为其配镜，此时视力往往不能矫正到正常，易形成弱视。

伴有斜视的配镜原则

远视伴有内斜视者，应全部矫正；伴有外斜视者，酌情减低度数。

孩子远视了
吃什么好？

小儿病理性远视的发病原因主要是眼球发育不良，与体质因素有关。调查资料表明，很多远视儿童，身体比较瘦弱，健康状况较差。因此，患远视的儿童，更需要饮食调补，增强体质与眼的功能。

远视儿童饮食选择的原则是：选择富含蛋白质、钙、维生素的食物。

常见的富含蛋白质的食物有：动物肝脏、内脏、瘦肉、鸡蛋、牛奶。

常见的富含钙质的食物有：奶类、豆类、海带、花菜、虾、苋菜。

常见的富含维生素 A 的食物有：动物肝脏（鸡肝为佳）、蛋类（集中在蛋黄）、甲壳类动物（如对虾、河蟹）、胡萝卜。

常见的富含维生素 B 的食物有：谷类、蛋类、绿色蔬菜。

常见的富含维生素 D 的食物有：动物肝脏、鱼肝油、奶类及蛋类。

另外，向大家介绍一则防治远视及视疲劳的食疗验方：枸杞子 10 克、杭菊花 10 克、桑葚 10 克、红枣 10 枚、蜂蜜 2 匙。以上 5 种除蜂蜜外加水煎，煮沸 30 分钟，取汁。再加水，煮沸 30 分钟，再取汁。每日 2 次，将取出的药汁相隔 3~4 小时，分开服，服时加蜂蜜 1 匙，并吃红枣。

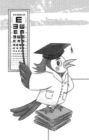

第五章 •••

5

弱 视

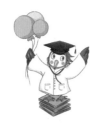

什么是**弱视**？

弱视是指在视觉发育期内，由于单眼斜视、屈光参差、高度屈光不正以及形觉剥夺等异常视觉经验，引起的单眼或双眼最佳矫正视力低于相应年龄的正常儿童，且眼部检查无器质性病变。

也就是说，弱视是视觉功能没有发育到正常水平，它没有器质性的病变，也不同于近视、远视和散光可以通过戴眼镜使视力达到正常，就算佩戴眼镜达到的最佳视力，依然低于正常同龄人的最低视力。

例如：3~5 岁儿童视力的正常值下限为 0.5，如果矫正以后达到的最佳视力低于 0.5，就是弱视。

各年龄段儿童正常视力下限和国家标准视力

年　龄	正常儿童视力下限	国际标准视力
1	0.1~0.2	0.2~0.25
2	0.3~0.4	0.5
3	0.5	0.6
4~5	0.6	0.8~1.0
6~7	0.7	1.0 以上
≥ 8	0.8	

 弱视**怎么分级?**

按照最佳矫正视力的高低，一般把弱视划分为轻度、中度、重度三个不同的级别。

轻度弱视：最佳矫正视力为 0.6~0.8。

中度弱视：最佳矫正视力为 0.2~0.5。

重度弱视：最佳矫正视力≤ 0.1。

哪些原因会
导致儿童弱视？

1 单眼斜视。

2 未矫正的屈光参差：双眼球镜屈光度数相差 ≥ 150 度，或柱镜屈光度数相差 ≥ 100 度。

3 未矫正的屈光不正：远视性屈光度数 ≥ 500 度、散光度数 ≥ 200 度、近视度数 ≥ 600 度。

4 形觉剥夺：先天性白内障、角膜混浊、完全性上睑下垂等。

5 其他危险因素：早产、小于胎龄儿、发育迟缓，患者的一级亲属有弱视及孕期吸烟、喝酒等环境因素。

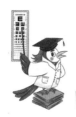

弱视的形成与
哪些眼病有关？

除了斜视、屈光不正及屈光参差能够引起弱视，下面几种常见的眼病也可以引起弱视。

先天性白内障

在胎儿发育的过程中，由于各种因素导致晶状体表现出不同程度、不同形式的混浊，称先天性白内障。先天性白内障是导致形觉剥夺性弱视的重要眼病，也是婴幼儿时期致盲的主要原因。

先天性上睑下垂

正常人上眼睑的下缘位于角膜上缘之下，只遮盖角膜的1/6左右，不会影响光线进入瞳孔。如果上睑下垂，使瞳孔被遮挡，就会影响视觉的发育，造成重度弱视。

角膜白斑

角膜位于眼球前端，经常暴露于外，较易发生感染和外伤。角膜白斑是各种角膜病残留的局限性的白色混浊，如果发生在婴幼儿期，容易形成剥夺性弱视。

弱视有哪些类型？

根据病因的不同，弱视分为斜视性弱视、屈光性弱视、形觉剥夺性弱视三大类。其中，屈光性弱视又分为屈光参差性弱视和屈光不正性弱视。

斜视性弱视

斜视发生后两只眼睛视轴不平行，同一物体的物像不能同时落在两眼视网膜对应点上。视网膜上的两个物像将引起复视和视觉混淆。此时脑皮层主动抑制由斜视眼引起的视觉冲动，该眼黄斑部功能长期被抑制就形成了弱视，称为斜视性弱视。

屈光参差性弱视

屈光参差（远视、近视双眼相差 150 度以上，散光双眼相差 100 度以上）为儿童弱视的常见原因。由于屈光度数差异太大，同一物体在两眼视网膜上形成的物像清晰度不等，致使双眼物像不易或不能融合，视觉中枢只能抑制来自屈光不正较大眼球的物像，日久进而发生弱视，称为屈光参差性弱视。

屈光参差的程度与弱视发生的可能性和严重程度成正比，也就是说双眼屈光度数相差越大越容易引起弱视。

屈光不正性弱视

屈光不正性弱视较常见的是未矫正的高度屈光不正，如高度近视、高度远视可以引起弱视，称为屈光不正性弱视。这里的屈光不正是指双眼屈光不正程度相等或相近的屈光不正，引起的弱视多为双侧性，多发生于未戴过屈光矫正眼镜的高度屈光不正患者。主要见于双眼高度远视或散光，两眼最佳矫正视力相等或相近。一般认为，远视 ≥ 500 度、散光 ≥ 200 度、近视≥1000度会增加弱视的危险性。

这种弱视因双眼视力相差不多，没有双眼物像融合障碍，故多不引起脑中枢功能抑制，所以在佩戴合适眼镜后，视力能逐渐提高，无须特殊治疗。

形觉剥夺性弱视

在婴幼儿期，由于白内障、眼睑下垂等原因，导致进入眼球的光刺激不够充分，剥夺了黄斑接受正常光刺激的机会，产生视觉障碍而形成的弱视，称为剥夺性弱视，又称为形觉剥夺性弱视。这一类型的弱视较其他类型更为严重。

医源性遮盖性弱视是形觉剥夺性弱视的一种特殊类型，可在长期眼部遮盖性治疗或以睫状肌麻痹剂进行离焦后发生，这种类型也称为"可逆性弱视"。

弱视的**症状是什么？**

弱视只发生在幼儿期

双眼弱视是出生后至 9 岁逐步发展形成的，在此发展时期若出现斜视或形觉丧失等原因可导致弱视，9 岁以后即使有上述原因也不会发生弱视。

视力下降、屈光不正和斜视

弱视最主要的特点就是视力低于正常水平，而且这种低视力是无法通过戴眼镜来矫正的。

在屈光性弱视中，远视眼占的比例大，近视出现轻度弱视的多，可见弱视与远视程度高者有密切关系。重度斜视性弱视的患者中内斜视比外斜视多见，可能由于内斜视较外斜视发病要早的缘故。

❓📖 分读困难

分读困难是弱视的一个特征，也称拥挤现象。具体表现为：患儿对单个字的视力可能正常或接近正常，但是看排列成行、密集的字时比较困难，文字间隔越小，辨认起来越困难。还有，在给弱视儿童查视力时，常发现视力表同一排中两边的视标能看到，中间的视标看不清，这也是拥挤现象。

❓📖 固视异常

固视能力，是指眼球维持在固定眼位的能力，是眼睛能看清楚外界环境的重要条件之一。正常眼睛是用黄斑部看东西的，但是弱视较深者由于黄斑固视能力差，而常以黄斑旁的视网膜代替黄斑做固视。

❓📖 其他

弱视可能有眼睑下垂、黑眼球白斑、两眼大小不一、瞳孔大小或形状不一等眼外观异常。此外，弱视还可能有眼球震颤等。

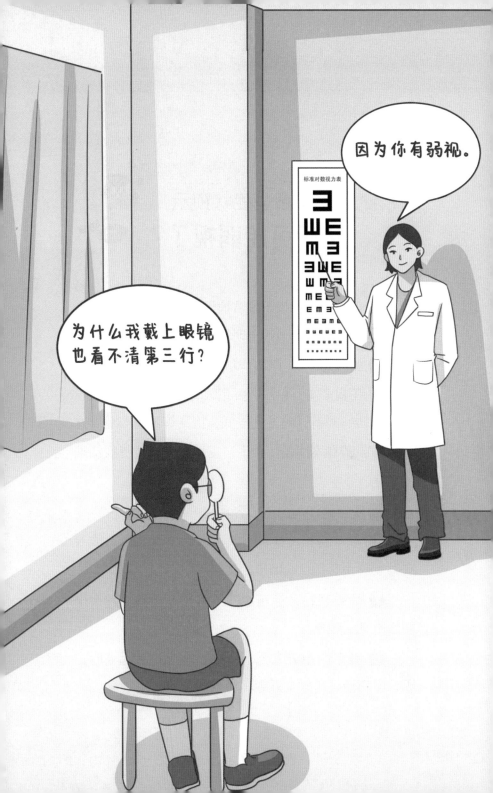

有哪些症状预示
孩子可能弱视了？

① 畏光：弱视孩子通常怕光，见光就烦躁。

② 眼球震颤：眼睛出现不正常的跳动。

③ 偏斜视：单只眼睛偶尔或经常向内或向外偏转。

④ 不良姿势：每次需要用眼时，头会出现向某一方向偏转、倾斜，或下巴压低、抬高等不良姿势。这是因为眼睛看不清楚，会不自觉地改变体位寻找清晰的角度。

⑤ 眼手协调能力差，容易碰撞或跌倒。

⑥ 看字会相反或倒置：阅读时常看错行，或看书写字时会有相反或倒置的现象。

⑦ 眯眼视物：看东西看不清楚，不自觉地会出现眯眼视物现象。

⑧ 看东西距离太近：看书、写字、看远处时，因为看不清，所以常近距离观看。

诊断弱视要做

哪些检查？

　　矫治弱视的关键是早期发现、早期治疗。因此，家长要注意观察幼儿有无眼位异常、眼球震颤、视物姿势不正确等，若有异常，要及时请眼科医生检查。诊断是否患上了弱视，常要进行以下检查。

　　视力检查：远、近视力都要检查。

　　外眼及眼底检查：有无先天异常、角膜疾病、白内障、上眼睑下垂等，眼底检查包括检查玻璃体、视网膜、脉络膜等，用来排除器质性疾病。

　　屈光检查：对于视力低于 0.8 的患者要检查散瞳后的屈光状态，以确定屈光不正的性质和程度，如果戴镜矫正视力仍低于 0.8 者，应测量并排视标视力和单独视标视力，如果单独视标视力比并排视标视力增加 2 行以上，应考虑有斜视性弱视存在的可能。

斜视检查：检查眼球的运动情况，采取遮盖试验、斜视角检查法等，以确诊是否患有斜视，以及斜视的性质和程度。

注视性质检查：可以用直接检眼镜或窥测镜检查，确定中心注视、旁中心注视。

此外，还应做双眼单视检查、视网膜对应检查、融合功能检查、主体视觉检查，必要时还需要做全身体检，以排除全身性疾病。

弱视与近视 有什么不一样？

近视与弱视都有视力下降的症状，经常被人混为一谈，但两者根本不是一种病。弱视和近视的病因、症状特点都不同，而且弱视对患儿的危害比近视要大得多（见下表）。

弱视与近视的比较

	近 视	弱 视
病 因	先天性近视多与遗传有关，后天性近视主要因近距离用眼过度所致	先天性白内障、重度眼睑下垂、先天性视觉中枢及视神经发育不良、斜视、高度屈光不正、屈光参差等
症状特点	看远不清楚，看近清楚	看远看近都不清楚，可能伴有斜视、高度屈光不正
配镜效果	戴镜后矫正视力多可恢复正常	戴镜后视力无法矫正到正常
危 害	看远处时的视力下降，不伴有其他视功能损害，视力矫正不受年龄限制，危害较弱视轻	视力低下，不能矫正。可能无双眼单视功能，看东西没有立体感。引起斜视，影响患儿美观和心理健康。不能胜任驾驶、测绘及精细工作

治疗弱视的
最佳年龄是几岁？

弱视是一种发育性眼病，治疗过程就是促进视功能不断发育的过程。视觉系统发育的敏感期（可塑期）在 12 岁之前，这时段的视功能不稳定，既容易发生弱视也容易恢复正常，弱视的孩子通过治疗可使视力逐渐提高。12 岁以后，视功能已发育完善，如果才开始治疗，视力就不容易提高，精细的立体视觉更无法建立，弱视几乎不可能治愈了。

因此，年龄越小，疗效越好，疗程越短，12 岁之后基本没有治愈的希望。

1~3 岁：治疗儿童弱视的关键期。

4~8 岁：治疗儿童弱视的敏感期。

9~12 岁：还可治愈，但疗程稍长。

12 岁以上：几乎治愈无望。

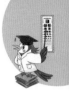

弱视的治疗
方法有哪些?

弱视的治疗方法主要有两种，一是消除弱视的危险因素（如矫正屈光不正、手术治疗斜视、治疗形觉剥夺因素等）；二是通过遮盖和压抑优势眼来促使弱视眼的使用。

佩戴眼镜

确定患有屈光性弱视（屈光参差性弱视和屈光不正性弱视）及合并屈光不正的其他类型弱视（合并屈光不正的斜视性弱视及形觉剥夺性弱视）的儿童，佩戴眼镜后，看到的物像更加清晰，清晰的物像会刺激孩子的视网膜发育，提高弱视眼的视力。

遮盖疗法

人体是一部精密的仪器，一旦某只眼睛看不清楚物体，大脑神经反应会用那只视力好的眼睛去看东西，视力不好的那只眼睛就干脆不看了，这样弱视眼的视力就会越来越差。所以，双眼视力不同引起的弱视可以用一个眼罩遮住视力好的那只眼睛，强迫视力不好的那只眼睛去看东西，以达到治疗的目的。

药物性或光学性压抑疗法

如果非弱视眼是远视眼，药物性压抑疗法可以用于治疗弱视。应用睫状肌麻痹剂，大多数常用 1% 硫酸阿托品眼膏或眼用凝胶来对非弱视眼进行光学离焦的治疗，可应用于中度弱视、遮盖性眼球震颤、遮盖失败或需要维持治疗的儿童，在治疗的过程中需要注意药物的不良反应。

改变健康眼的光学矫正来引起视物模糊已被用于治疗弱视眼。

手术治疗

当弱视是由于屈光间质混浊导致的（如白内障、玻璃体混浊、角膜混浊），或上睑下垂的程度已经到了不进行手术就会阻碍弱视治疗时，应当尽早手术治疗。需要注意的是，手术的目的是消除弱视的病因，术后仍然需要进行弱视治疗。

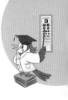

弱视怎么正确
进行遮盖治疗？

有效遮盖

有效遮盖，即在孩子必须用眼的时候进行遮盖。比如孩子读书、写字，或者玩手机、电脑的时候就是最有效的遮盖时间，此时能最大限度地刺激弱视眼，提升视力的效果好。

孩子户外活动时不推荐遮盖，因为这时候孩子不专注用眼，遮盖的效果不好，此外孩子缺乏立体感，容易发生意外，尤其孩子们一起活动时，遮盖容易引起孩子自卑。

遮盖时间

有效的遮盖时间建议每天在两小时以上，以视力有没有提升为标准。最好 2~3 个月复查一次，判断遮盖疗法是否起效，并根据治疗效果调整遮盖时间。

近年来的随机临床试验表明：7 岁以下重度弱视（视力为 0.16~0.2）儿童，每天 6 小时的遮盖可以产生与全天遮盖疗法相似程度的视力提高。中度弱视（视力为 0.25~0.6）的儿童，每天 2 小时的遮盖与每天 6 小时的遮盖治疗效果是相似的。10 岁及以下年龄的弱视患者，遮盖疗法的治疗效果是肯定的，若治疗 3~4 个月视力提高不理想，可延长遮盖时间或转换为光学压抑疗法。12~17 岁的大龄儿童，遮盖的效果与之前是否进行过弱视治疗有关，若未接受过弱视治疗，遮盖疗法仍可提高弱视眼视力。

遮盖方式

重度弱视患儿，要采取完全性遮盖，遮住的眼睛应形成暗房，不让光参与，弱视眼才可能有反应。如果没有完全遮盖，孩子还可能因此偷看，反而可能引发斜视等诸多副作用。

遮盖疗法
有几种方式？

遮盖疗法是指遮盖优势眼，以消除优势眼对弱视眼的抑制，从而达到提高弱视眼视力的目的。常用的遮盖疗法有以下几种。

完全遮盖疗法

这种治疗方法用于单眼中度或重度弱视，双眼的视力相差悬殊。完全性遮盖疗法指的是将优势眼彻底遮盖，光线完全不能进入眼内，睡眠时可以去除遮盖。可以用黑布缝制成椭圆形的眼罩，也可戴遮盖用的角膜接触镜。

不完全遮盖疗法

这种方法主要用于弱视眼的视力接近正常，或者双眼的视力比较接近时。可使用不同透明度的遮盖物，如半透明薄膜、眼镜片等。遮盖优势眼的时间逐渐减少，每日放开 1 小时或数小时，或者每周放开 1 日或数日。

📖 塑料膜压抑法

也叫逐渐遮盖法，是不完全遮盖疗法的一种形式，即在优势眼的镜片上贴上半透明的塑料薄膜，使优势眼的视力低于弱视眼，以提高弱视眼的视力，并为恢复和建立双眼单视功能创造条件。此方法也可用于旁中心注视，且视力在 0.6 以下者。

📖 短期遮盖法

也叫微量遮盖法。当弱视眼视力已经恢复正常但仍低于优势眼时，为了巩固治疗效果，还可以采取短期遮盖法，即在书写、阅读、看电视等活动中，遮盖优势眼。

什么是遮盖性弱视，
应该怎么预防？

　　在遮盖治疗弱视的过程中，由于过度遮盖，造成被遮盖眼的视力下降形成的弱视，即为遮盖性弱视。

　　在治疗弱视的过程中，患儿视觉系统处于发育期，视觉系统的功能存在可塑性，原来弱视眼的视力能够提高到正常水平，而原来的优势眼也可能出现弱视。弱视患儿的年龄越小，越容易出现遮盖性弱视；遮盖时间过长，也可能出现遮盖性弱视。

预防遮盖性弱视——定期复查

　　2岁以下的斜视性弱视患儿，在治疗过程中，至少每周复查1次。每次复查，必须检查双眼视力。检查时，应先摘除被遮盖眼的眼罩5分钟，使其适应室内光线。如果发现被遮盖眼视力确实下降，应立即停止遮盖。

　　3~4 岁的患儿采用遮盖疗法，至少 2 周复查 1 次。
这些患儿多数都能够检查视力，根据视力的变化，确
定遮盖的时间。通常只遮盖视力好的一只眼睛，不遮
盖弱视眼。例如，右眼视力是 0.2，左眼视力是 1.2，
则全日遮盖左眼，每周遮盖 6~7 日，2 周复查。即使
左眼视力轻度下降，只要停止遮盖，1~2 日，视力便
能够恢复到正常水平。

　　5 岁以上的患儿很少发生遮盖性弱视，因为这时
候优势眼与弱视眼的关系已经确定，一般不再更换，
所以优势眼不再出现弱视。

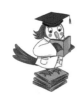

视力恢复后就能
停止遮盖了吗？

　　经过治疗，弱视眼的视力达到正常水平之后，不
应该立即停止遮盖，以防复发。

　　正确方法是，由原来的完全性遮盖，变为不完全
性遮盖，逐渐减少遮盖时间，比如开始时每日打开 2

小时，1个月之后，根据视力恢复情况，延长打开的时间，每日打开 4 小时，以后 6 小时、8 小时，直至全日打开。也可用半透明的塑料膜贴在优势眼的镜片上，使优势眼的视力比弱视眼的视力低 2 行。

如果过早停止遮盖治疗或急于施行斜视矫正手术，术后放弃遮盖，都可能引起弱视的复发。如果复发后能够及时发现，仍然可以采取完全性遮盖疗法，弱视眼的视力还能够提高到正常水平。如果丧失警惕，到患儿 12 岁之后才发现弱视复发，再采取治疗措施，往往难以治愈，或者需要相当长的治疗时间，才能取得一定疗效。

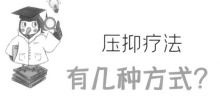

压抑疗法
有几种方式？

压抑疗法是通过抑制优势眼，解除优势眼对弱视眼的抑制，迫使弱视眼注视目标，使弱视眼得到锻炼，视力不断提高。压抑疗法有以下几种。

药物性压抑

压抑视近，即抑制优势眼视近物，方法是：优势眼每日点 1% 阿托品散瞳，戴矫正镜片；弱视眼戴过矫 200~300 度镜片视近物。本法适用于 ≤ 0.3 的弱视。

压抑视远，即抑制优势眼视远物，方法是：优势眼每日点 1% 阿托品散瞳，戴过矫 300 度的镜片，弱视眼戴矫正镜片视远物。本法适用于弱视眼视力恢复到 0.4 以上者。

完全压抑，即视远、视近全部抑制，方法是：优势眼每日点 1% 阿托品散瞳，戴矫正不足的镜片，弱视眼戴矫正镜片。

光学性压抑

交替性压抑，即交替抑制双眼，方法是：配两副眼镜，一副右眼过矫300度，一副左眼过矫300度，隔日交替戴这两副眼镜。本法适用于双眼视力基本相等的弱视。

微量压抑，方法是：优势眼过矫100~150度，弱视眼戴矫正眼镜，原理是优势眼与弱视眼能同时使用，但优势眼视力略低。本法适用于弱视眼视力恢复正常后的巩固治疗。

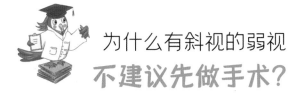

为什么有斜视的弱视不建议先做手术？

弱视伴有斜视的儿童先治疗斜视会引起复发，所以要优先进行弱视治疗，两眼弱视平衡后再进行治疗斜视。

正常情况下，眼睛在人们睡觉和休息的时候，不在正前方，而是在外上方，这种情况称为生理性休息眼位。如果先做斜视手术再进行弱视治疗，治疗弱视的最有效的办法就是遮盖，当把眼睛遮盖以后，眼睛就会回到生理性休息眼位置，这样斜视很容易复发。

所以，治疗伴有斜视的弱视时，原则上一定要先治疗弱视，两只眼睛弱视平衡以后，再治疗斜视，比如一只眼睛 1.0、一只眼睛 0.6，我们一定要把两只眼睛都治到 1.0 以后才做斜视手术。

但也有些患儿一只眼睛斜视比较严重，甚至不能达到中线。对于这种情况，斜视矫正手术可以安排在弱视治疗之前。否则，在治疗弱视期间，患儿可能出现异常头位。

对于成年患者，单眼重度弱视，手术的目的是改善外观，在双眼视力悬殊的情况下，也可以考虑手术矫正眼位。

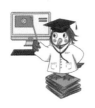

为什么弱视
容易复发?

弱视复发是指已经提高的视力再次下降。据近年来的文献报道，弱视的复发率约为 30%。弱视复发主要与弱视程度、初诊年龄及注视性质有关，弱视程度越重，初诊年龄越大，复发率越高；复发率按屈光参差性弱视、斜视性弱视、屈光不正性弱视依次递减；旁中心注视的复发率高于中心注视，而且偏心注视的角度越大，复发率越高。

此外，弱视复发的原因还有如下因素：

患儿视力恢复正常后，忽略了继续巩固治疗，自行停止弱视训练，甚至不戴矫正眼镜，未遵医嘱定期复查。

患儿及其家长错误地认为裸眼视力达到正常即为弱视治愈，不再配合巩固治疗。

患儿及其家长要求摘掉眼镜心切，不再坚持巩固治疗。

急于施行斜视矫正术，术后遮盖弱视眼而引起复发。

非调节性内斜视所致的斜视性弱视，经弱视治疗视力正常后，去除遮盖而又未适时进行眼位矫正。

为了防止弱视的复发，应注意以下几点：

视力正常后前 6 个月需 1 个月复查 1 次，以后改为 3 个月、半年 1 次，直至追踪复诊 3 年彻底治愈为止。

遮盖疗法要等待视力恢复正常后逐步地去除，切忌突然停止遮盖。

对斜弱视除进行增视训练外，还要训练双单视。治疗停止后应经常用弱视眼看电影、电视、写小字、做精细工作，或在绘有黑白线条的转盘上做绘画游戏，通过这些简单易行的方法，刺激黄斑机能，防止退步。

如果发现弱视眼视力下降，可重新遮盖健康眼，弱视眼仍能提高到原来的水平。

儿童弱视
如何预防？

❓ 及时治疗眼病

尽早发现可引起弱视的疾病。对斜视、屈光不正、屈光参差、先天白内障、上睑下垂、眼睑血管瘤等及时治疗，避免引发弱视。避免长时间遮盖眼睛，影响儿童眼睛发育，引发弱视。

❓ 补充营养，多做户外活动

5岁以前是孩子视力发育旺盛期，应该补充钙、锌、维生素 B_2、维生素 A、维生素 C 等视力健康所需要的营养元素。同时，多到户外活动，使孩子的眼睛在自然光线刺激下发育成熟，避免弱视。

❓ 营造良好的生活氛围

经常督促小儿注意用眼卫生。采光要充分，灯光照明适度。幼儿看的图片字迹要清晰，要培养孩子养成良好的用眼习惯。各种锻炼性游戏，如蒙眼、捡豆等，有助于早期发现儿童弱视。

及早发现孩子异常表现

弱视儿童往往有除了视力低下以外的其他表现，如斜视、视物歪头、眯眼或贴得很近等。一旦发现孩子有斜视的现象，应尽早到医院眼科检查、确诊，因为约有 1/2 的斜视合并弱视。

定期检查视力和屈光状态

治疗弱视的关键是早发现、早治疗。一般孩子 2 岁后每半年一次定期检查视力、屈光状态、眼位、是否有眼底病变等。发现问题后及时确诊、治疗，以免贻误最佳治疗时机。

弱视儿童饮食上
应该注意什么？

对于弱视儿童，均衡的饮食尤为重要。各种新鲜水果、蔬菜以及低糖、高蛋白食物均能很好地促进视网膜及视神经的发育，帮助孩子构建健康的视功能。

弱视儿童的饮食原则如下。

限制过多甜食

高蛋白、低糖类食物可促进儿童视网膜与视神经的发育，对儿童弱视同时具有很好的辅助治疗作用，可多吃一些新鲜水果及蔬菜等。应严格限制甜食的摄入，摄入过多的糖类对视力健康不利。

戒掉挑食的毛病

挑食不仅不利于弱视儿童的视觉发育，对其他身体器官的发育也会造成影响。家长应帮助孩子戒掉挑食的毛病，树立正确的饮食观念，均衡饮食无论对于儿童弱视的预防还是儿童弱视的辅助治疗，均有很好的效果。

合理补充维生素

维生素对于视神经发育有着极其重要的作用，尤其是 B 族维生素，更是弱视儿童不可或缺的营养元素。这方面可多从小米或玉米中摄取天然维生素。